Sulser
Ausdrucksmalen

Projektreihe der Robert Bosch Stifung

Wissenschaftlicher Beirat:
Doris Graenert
Carol Krcmar
Dr. Claus Offermann
Dr. Willi Rückert
Prof. Dr. Ruth Schröck

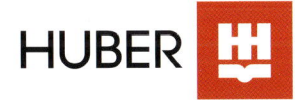

Bücher aus verwandten Sachgebieten

Künstlerische Therapien

Wied
Farbenräume. Vom klinischen Weiß zu pflegenden Farben
2001. ISBN 978-3-456-83442-9

Nölke/Willis (Hrsg.)
Klientenzentrierte Kunsttherapie in institutionalisierten Praxisfeldern
2002. ISBN 978-3-456-83883-0

Plahl/Koch-Temming (Hrsg.)
Musiktherapie mit Kindern
2. A. 2008. ISBN 978-3-456-84589-0

Aldridge
Musiktherapie in der Medizin
1999. ISBN 978-3-456-82901-2

Schneiter-Ulmann (Hrsg.)
Lehrbuch Gartentherapie
2010. ISBN 978-3-456-84784-9

Demenz

Breuer
Visuelle Kommunikation für Menschen mit Demenz
2009. ISBN 978-3-456-84768-9

Brooker
Person-zentriert pflegen
Das VIPS-Modell zur Pflege und Betreuung von Menschen mit einer Demenz
2008. ISBN 978-3-456-84500-5

Kitwood
Demenz. Der Person-zentrierte Ansatz im Umgang mit verwirrten Menschen
5. A. 2009. ISBN 978-3-456-84568-6

Lind
Demenzkranke Menschen pflegen
2. A. 2007. ISBN 978-3-456-84457-2

Lipinska
Menschen mit Demenz personzentriert beraten
2010. ISBN 978-3-456-84833-4

Taylor
Alzheimer und Ich
Leben mit Dr. Alzheimer im Kopf
2008. ISBN 978-3-456-84643-9

Whitehouse/George
Mythos Alzheimer
Was Sie schon immer über Alzheimer wissen wollten, Ihnen aber nicht gesagt wurde
2009. ISBN 978-3-456-84690-3

Robert Bosch Stiftung (Hrsg.)
Reihe **Gemeinsam für ein besseres Leben mit Demenz:**

Bölicke et al.
Ressourcen erhalten
ISBN 978-3-456-84394-0

Bredenkamp et al.
Die Krankheit frühzeitig auffangen
ISBN 978-3-456-84399-5

Heeg et al.
Technische Unterstützung bei Demenz
ISBN 978-3-456-84396-4

Petzold et al.
Ethik und Recht
ISBN 978-3-456-84398-8

Plemper et al.
Gemeinsam betreuen
ISBN 978-3-456-84393-3

Rückert et al.
Ernährung bei Demenz
ISBN 978-3-456-84397-1

Wißmann et al.
Demenzkranken begegnen
ISBN 978-3-456-84395-7

Weitere Informationen über unsere Neuerscheinungen finden Sie im Internet unter: www.verlag-hanshuber.com

Renate Sulser

Ausdrucksmalen für Menschen mit Demenz

2., überarbeitete Auflage

Verlag Hans Huber

Anschrift der Autorin:
Renate Sulser
Winterthurerstr. 18
CH-8610 Uster

Lektorat: Dr. Klaus Reinhardt
Herstellung: Daniel Berger
Fotos: Renate Sulser/René Grautstück, Hot-lay-out.ch
Umschlaggestaltung: Claude Borer, Basel
Druckvorstufe: sos-buch, Puerto del Carmen
Druck und buchbinderische Verarbeitung: AZ Druck und Datentechnik GmbH, Kempten
Printed in Germany

Bibliografische Information der Deutschen Nationalbibliothek
Die Deutsche Nationalbibliothek verzeichnet diese Publikation in der Deutschen Nationalbibliografie;
detaillierte bibliografische Angaben sind im Internet unter «http://dnb.d-nb.de» abrufbar.

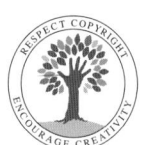

Dieses Werk, einschließlich aller seiner Teile, ist urheberrechtlich geschützt. Jede Verwertung außerhalb der
engen Grenzen des Urheberrechtes ist ohne schriftliche Zustimmung des Verlages unzulässig und strafbar.
Das gilt insbesondere für Kopien und Vervielfältigungen zu Lehr- und Unterrichtszwecken, Übersetzungen,
Mikroverfilmungen sowie die Einspeicherung und Verarbeitung in elektronischen Systemen.
Die Wiedergabe von Gebrauchsnamen, Handelsnamen oder Warenbezeichnungen in diesem Werk berechtigt
auch ohne besondere Kennzeichnung nicht zu der Annahme, dass solche Namen im Sinne der Warenzeichen-
Markenschutz-Gesetzgebung als frei zu betrachten wären und daher von jedermann benutzt werden dürfen.

Anregungen und Zuschriften bitte an:
Verlag Hans Huber
Lektorat Medizin/Gesundheit
Länggass-Strasse 76
CH-3000 Bern 9
Tel: 0041 (0) 31 300 4500
Fax: 0041 (0) 31 300 4593

2. Auflage 2010
© 2007/2010 by Verlag Hans Huber, Hogrefe AG, Bern
ISBN 978-3-456-84832-7

Inhaltsverzeichnis

Vorwort (Michael Schmieder)	7
Dank	9
Teil 1: Einführung	11
Dokumentation über einen geriatrischen Betreuungsbereich	13
Geschichte des Ausdrucksmalens	14
Einrichtung des Malateliers, Malmaterial	16
Ausdrucksmalen für Menschen mit Demenz	16
Malen im Atelierraum	18
Malgruppen mit jüngeren und hochbetagten Menschen mit Demenz	23
Bedeutung der Stadien der Demenz im begleitenden Malen	23
Verwirrt sein bedeutet Einschränkung und Freiheit zugleich	27
«Bäume weinen lautlos, wenn man sie entwurzelt»	28
Teil 2: Bilder mit kurzen Einleitungen	31
Umgang mit Ausdrucksbildern	33
Das Kunstvolle	35
Das Verlorene	40
Das Intuitive	47
Das Vergessene	50
Das Wahnhafte	55
Das Lied vom Blau	58
Das Geschriebene	65
Das Mystische	73
Das Abschiednehmen	78
Abschließende Bemerkungen	81
Über die Autorin	82
Literaturhinweise	83

Vorwort

Die Suche nach Freiräumen stellt für Menschen mit Demenz keine besonders große Schwierigkeit dar. Wofür wir, die «einen», sehr viel Energie, Kraft und zielgerichtetes Vorgehen aufwenden, gelingt ihnen, den «anderen», meist «so im Vorbeigehen». Man sucht nicht – man hat; man will nicht – man nimmt; man glaubt nicht – man weiß.

Ausdrucksmalen stellt für Menschen mit Demenz eine ausgezeichnete Möglichkeit dar, «freie Räume» nicht zu suchen, sondern sie zu haben, sie nicht zu wollen, sondern sie sich zu nehmen und diese Freiräume nach den eigenen Möglichkeiten zu gestalten. Dieses Gestalten entspringt nicht einer bewussten Auseinandersetzung mit dem Freiraum, sondern es ist die Inanspruchnahme eines Raumes, um sich darin seinen Platz zu schaffen. Renate Sulser hat in vielen Jahren, in denen sie mit diesen Menschen ein Stück des Weges ging, auf hervorragende Art und Weise den Menschen Freiraum geschaffen, der Platz bietet für dieses Haben, Nehmen und Wissen. Darin Begleiterin zu sein, nicht den Weg vorzeigen, sondern in großer Behutsamkeit sie an der Hand nehmen und mit ihnen einen Weg gehen, ist die Grundlage des Ausdruckmalens mit Renate Sulser. In diesem «Freiraum Atelier» ist es in keiner Weise relevant, was ein Mensch kann oder nicht kann. Menschen mit Demenz dürfen nicht dauernd damit konfrontiert werden, was sie nicht können, sondern unser aller Aufgabe, die wir Menschen begleiten, besteht darin, sie das erleben zu lassen, was noch geht, wo noch Möglichkeiten vorhanden sind. Dies bedingt jedoch ein (auch emotional) geübtes Auge, um diese Möglichkeiten sehen zu können. Es braucht das Wissen von beidem, um beides erkennen zu können, die Ressource und das Defizit. Und es braucht Menschen, die damit umgehen können, die schützen vor der Konfrontation mit dem «Es geht nicht mehr» und die begleiten im Tun des «Das geht ja noch».

Die Gefahr, dass wir Menschen danach beurteilen, was sie noch können (wer nichts kann, ist nichts wert) besteht zu jeder Zeit. Dies kann dazu führen, dass wir uns selbst danach beurteilen, ob wir diesem Kriterium genügen. Was geschieht nun, wenn ich selbst diesem Anspruch nicht mehr genüge, wenn andere mich spüren lassen, dass ich nichts mehr wert bin?

Vor allem in Stadien einer nicht fortgeschrittenen demenziellen Erkrankung stellen sich Sinnfragen nach dem Wieso und Warum. Da braucht es Menschen, die begleiten, die das Gefühl vermitteln können, «jemand zu sein», die die Sprache des Herzens verstehen und sie selbst sprechen können. Renate Sulser versteht diese Sprache und spricht sie selbst. Ausdrucksmalen kann – abhängig von der Person, die das Malen leitet – Teil dieser Sprache sein. Ausdrucksmalen kommt (fast) ohne Worte aus und unterliegt damit nicht den üblichen Missverständnissen, denen Sprache oft unterworfen ist. Ausdrucksmalen ist für mich ganz eng mit Renate Sulser verbunden, mit ihrer ganz eigenen Art. Sie steht dabei im Hintergrund, aber mit einer inneren Präsenz, die präsenter nicht sein könnte.

In all den Jahren hat sich Frau Sulser mit Menschen auseinandergesetzt, die auf irgendeine Weise nicht der Norm in unserer angeblich so individuellen Gesellschaft entsprechen. Sie hat sich darauf eingelassen und wurde dadurch selbst geprägt, sie, die immer das Individuelle, das Nichtgenormte, das Unbekannte mehr interessierte als das Bekannte, das Massenhafte.

Menschen mit Demenz sind sehr vielen Projektionen ausgesetzt. Viele versuchen, das zu sehen, zu entdecken, was den eigenen Vorstellungen entspricht, und nicht das, was ist. In vielen Jahren des Suchens und Schaffens liegt nun ein Werk vor, welches auf seine ganz spezielle Art den Menschen mit Demenz ein Forum bietet, das ohne jede Form der Moralisierung zeigt, was ist, und nicht, was wir zu sehen wünschen. Dafür gebührt Renate Sulser großer Dank.

Wetzikon, im April 2006
Michael Schmieder

Dank

Für das Zustandekommen des vorliegenden Buches möchte ich folgenden Personen meinen Dank aussprechen:

Allen voran natürlich den an Demenz erkrankten Menschen, die jede Woche neu mein Malatelier besuchen und beleben. Ohne ihre große Offenheit und Bereitschaft, sich mit ihrer Krankheit auf das Malen einzulassen, wäre diese Arbeit nie erfahren und beschrieben worden. Sie ermöglichen mir, Demenz zu begreifen. Sie sind es, welche mich einladen, an ihrer inneren Wirklichkeit teilzunehmen. Dank auch den schon verstorbenen Malenden, welche mir ihre wunderbaren Bildspuren hinterließen und mich lehrten, loszulassen und den Moment zu leben. Dank auch ich den Angehörigen für ihr Einverständnis, einige Fotos von den Malenden und ihre Malarbeit zu veröffentlichen.

Großen Dank an Michael Schmieder, Leiter des gerontopsychiatrischen Krankenheims Sonnweid in Wetzikon. Mit seiner Offenheit und Großzügigkeit ermöglichte er mir, die maltherapeutische Arbeit mit demenzkranken Menschen zu beginnen und sie zu einer eigens für ihre Befindlichkeit erarbeiteten Form zu entwickeln. Dank auch den betreuenden Personen des Krankenheims Sonnweid; sie sind es, die immer wieder Zeit und Raum finden, um die BewohnerInnen ins Malatelier zu begleiten.

Herzlichen Dank an Wèlé Bertschinger und meine Tochter Jasmin Grautstück für ihr Interesse und ihre Anteilnahme an der Entstehung des Buches und an Andrea Mühlegg, Leiterin Sonnweid Campus, für die nächtelangen und freundschaftlichen Gespräche. Ruth Van Hooser, Bea Schwitter, René Grautstück und Kathrin Bösch danke ich für ihre Mithilfe, einige meiner Geschichten und Erlebnisse mit demenzkranken Menschen in die geschriebene Form zu bringen.

Großer Dank gebührt Dr. Klaus Reinhardt für seinen unermüdlichen Einsatz auf dem langen Weg der Buchveröffentlichung.

Seine angenehme Begleitung half mir, meinen Herzenswunsch, diese Arbeit zu veröffentlichen, nicht aus den Augen zu verlieren.

Letztendlich ermöglichte die Robert Bosch Stiftung mit ihrem großzügigen Beitrag die Veröffentlichung des vorliegenden Buches in ihrer Projektreihe. Dafür bedanke ich mich herzlich.

TEIL 1
Einführung

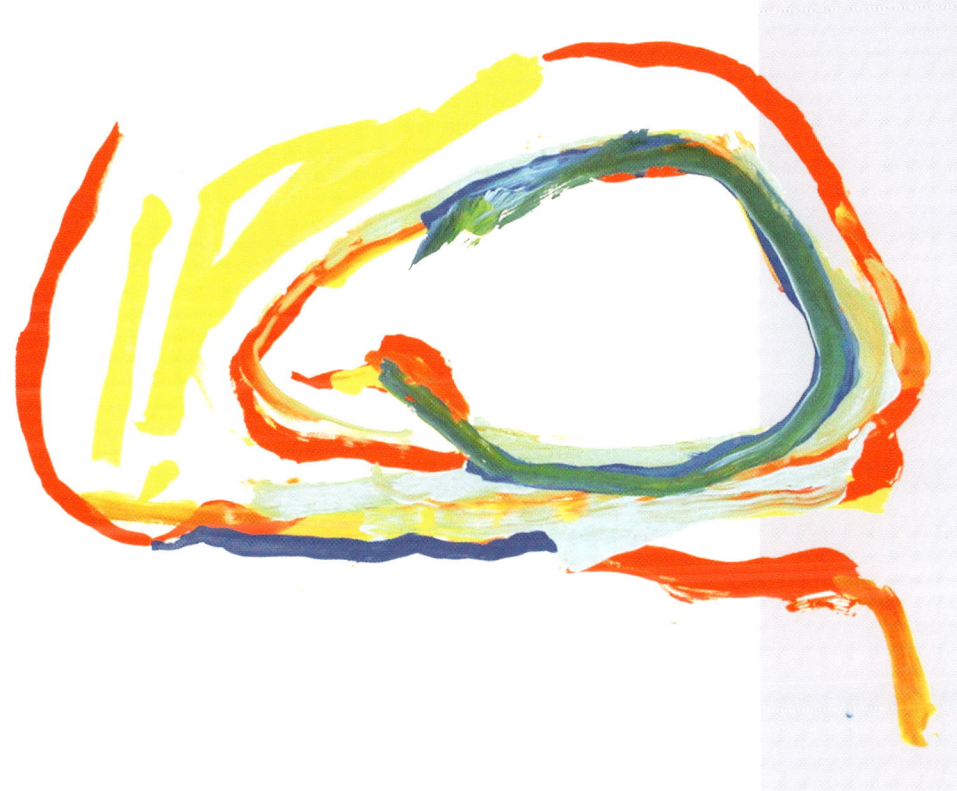

«Ich weiß nicht,
womit ich's sagen soll,
denn mein Wort ist immer
noch nicht geformt.»

R. Jiménez

Dokumentation über einen geriatrischen Betreuungsbereich

Die dokumentarische Arbeit über das «Ausdrucksmalen für Menschen mit Demenz» ist aus der praktischen Erfahrung in meinem Atelier für Ausdrucksmalen und in Zusammenarbeit mit dem gerontopsychiatrischen Krankenheim Sonnweid in Wetzikon entstanden. Neben der Tätigkeit als Maltherapeutin war ich dort während sieben Jahren als Betreuerin in verschiedenen Wohngruppen tätig und begann, desorientierte BewohnerInnen im Malatelier zu begleiten.

Beim Malen entstand eine eigenständige maltherapeutische Arbeit, in der Begleitung, Struktur und ritueller Charakter der Malsequenzen den Möglichkeiten und Bedürfnissen demenzkranker Menschen angepasst wurde. Dies ermöglichte, sie in ihren unterschiedlichen Stadien der Demenzerkrankung angemessen zu begleiten.

Die vorliegenden Beispiele zeigen, was sinnes- und körperorientiertes Ausdrucksmalen in dieser Form bewirken kann und wie ein Verständnis nonverbaler Äußerung möglich wird.

Diese Arbeit erhebt keinen Anspruch auf eine medizinischpsychiatrische Deutung von Krankheits- und Verhaltensbildern, vielmehr soll sie einen noch wenig erforschten Betreuungs- und Behandlungsbereich erlautern, vergleichbar mit Aktivierungstherapie, basaler Stimulation und Validation.

Zum Schutze der Malenden und zur Wahrung der Intimsphäre von Angehörigen wird auf detaillierte Personenbeschreibungen, wie auch auf Nennung von Namen verzichtet.

Geschichte des Ausdrucksmalens

Schon in der Urzeit ritzten Menschen Zeichen wie Striche, Punkte, Kreise und einfache Ornamente in Steine, Knochen und Felsen. So hinterließen sie ihre Spuren, welche als Äußerung eines kosmischen Gedankens verstanden werden, und symbolisierten ihre mythische Erfahrung mit der Welt, in der sie lebten. Heute, mit unserem psychologischen Verständnis, sprechen wir von einer universellen und archetypischen Zeichensprache, deren Symbolik wir nur erahnen können.
Kleine Kinder hinterlassen auch in der heutigen Zeit auf der ganzen Welt ihre geritzten und gemalten Spuren, gleich den uralten prähistorischen Zeichen und Spurenbildern.

Arno Stern, der Begründer des Ausdrucksmalens, richtete 1946 in Paris das erste Atelier für Ausdrucksmalen ein. Kinder, später auch Erwachsene, begannen dort zusammen zu malen, ohne jede Ästhetik und Kunst. Bei seiner Arbeit im Atelier erforschte Stern die formalen Äußerungen bei Kindern in deren Entwicklungsphasen und entdeckte eine Systematik der Ausdrucksformen. Diese bezeichnete er als «natürliche Spuren» und entwickelte eine archetypische Urformenlehre. Er nannte den Bereich, aus dem die Malenden ihre Bilder schöpfen, die «memoire organique», ein schon vorgeburtlich wirkendes Gedächtnis, welches die Prozesse der organischen Entwicklung aufzeichnet; das Vibrieren der Zellen, das Teilen, Furchen, Rollen, Trennen und Einkreisen. Es ist der Aufbau des menschlichen Organismus im embryonalen Stadium und die Teilnahme an den Bewegungen des mütterlichen Körpers.

> «Die Formulation ist die Äußerung dessen, was bei der Bildung des Organismus in der organischen Erinnerung aufgespeichert wurde. Von diesen so unbeschreiblich wesentlichen Ereignissen kann unser Verstand nicht berichten. Unser Gedächtnis reicht auch nicht bis in diese Zeit unserer eigenen Vergangenheit hinein.»
> (Stern, A. 1996, 28)

So wie ich C. G. Jung verstehe, sind archetypische Bilderspuren als die Symbole des kollektiven Unbewussten in der Psyche präexistent. Ausdrucksmalen ist in diesem Sinne eine Möglichkeit, die Fähigkeit zur archetypischen Symbolbildung wieder neu zu entdecken. Jung beschreibt die Archetypen folgendermaßen:

> «Archetypen sind wie Flussbetten, die das Wasser verlassen hat, die es aber nach unbestimmt langer Zeit wieder auffinden kann. Ein Archetypus ist etwas wie ein alter Stromlauf, in welchem die Wasser des Lebens lange fließen und sich tief eingegraben haben. Und je länger sie diese Richtung behielten, desto wahrscheinlicher ist es, dass sie früher oder später wieder dorthin zurückkehren.»
> (Jung, C. G. 1971, 62–63)

Grözinger schreibt in seinem Buch «Kinder kritzeln, zeichnen, malen» zum Thema archetypische Urformen beim Kleinkind:

> «Kritzeln ist lallen, ist gegenstandslos, wortlos, ist der Lebensrhythmus selbst.»
> (Grözinger, W. 1975, 20)

Teilweise von Grözinger übernommen ist folgender Abschnitt: Das Kritzeln ist motorisch geäußerter Ausdruck des rotierenden Raum- und Bewegungsgefühls im Mutterleib. Es ist ein schwebendes, kreisendes und rotierendes Raumgefühl. Die Darstellung der Kreuzform ist die Erinnerung an das Aufrichten des kleinen Kindes. Mit dem Stehen wird die horizontale und vertikale Ausrichtung ausgekostet und die Achse gespürt. Rhythmische Punkte und Striche werden vom eigenen Puls angeregt, und Spiralen, die sich zu Raumgebilden ausdehnen, werden vom Atem inspiriert. Die gebogene Linie schließt sich zum Kreis und bildet ein Innen und Außen. Viereck und Rechteck entsprechen dem Körper-Raumgefühl und vermitteln, gemalt als «Umrandung», Struktur und Grenze. Alle Urformen werden unmittelbar körperlich erfahren und sind frei von gestalterischer Absicht. Eine Steigerung erfährt die motorische Energie, wenn die Malenden stehend auf einer größeren Fläche malen. Durch das Stehen beim Malen schwingt der ganze Körper mit, denn die Malbewegungen fließen durch den ganzen Menschen. Die Farbe, die gewählt wird, hat eine optisch anregende Wirkung, so dass Motorik, Haptik und Sensorium in gleicher Weise am Bild beteiligt sind.

Einrichtung des Malateliers, Malmaterial

Die Einrichtung der heutigen Ateliers für Ausdrucksmalen ist immer noch dieselbe wie bei Stern. Es ist ein geschlossener Raum, der gleichmäßig mit Kunstlicht beleuchtet wird. Auf Tageslicht wird bewusst verzichtet, auf dass die Malenden ihre inneren Fenster öffnen und ohne Beeinflussung ihre Wirklichkeit malen können. Für das Gelingen dieser stillen und meditativen Arbeit ist nicht zwingend ein eigens dafür hergerichtetes Malatelier notwendig, vielmehr sind empathische Haltung, Klarheit und Hingabefähigkeit während des Begleitens Voraussetzung. Mittelpunkt und Begegnungsort ist ein Farbgestell mit vielen Farben, Pinseln, Töpfchen und Spachteln. Da Menschen mit demenziellen Veränderungen dazu neigen, Farben mit dem Mund zu kosten, müssen sie frei von Lösungsmitteln und wasserlöslich sein. Sehr schön zum Vermalen und Mischen sind Lascaux Resonance Gouache-Farben von der Firma Diethelm AG. Mit ihrer Leuchtkraft und dem hohen Anteil an Farbpigmenten, der samtigen Konsistenz und dem angenehmen Duft laden sie zum Vermalen und Mischen ein. Die Holzwände sind mit Packpapier überzogen, und darauf werden mit Reißnägeln die Malblätter befestigt. Außer den Malwänden mit den anregenden und feinen Spuren von Gemaltem und dem Farbgestell ist der Malraum leer, damit man sich konzentrieren und vertiefen kann. Nur Malende haben Zutritt zu diesem Raum. So sind sie vor Beurteilung und Bewertung geschützt. Der Malraum, eine Art «Höhle», vermittelt das Gefühl von Geborgenheit und Getragensein.

Ausdrucksmalen für Menschen mit Demenz

Als Maltherapeutin begleite ich seit 1991 Menschen, die an einer demenziellen Krankheit leiden und in hohem Maße verwirrt und desorientiert sind. Einige dieser Menschen besuchen über längere Zeit wöchentlich das Malatelier. In dieser Zeit begleite ich sie darin, ihrer inneren Spur nachzugehen und sich malend auszudrücken. Es sind Menschen, welche vergessen haben, was soeben war, und die nur im Hier und Jetzt angesprochen werden können. Sie leben immer mehr in einer eingeschränkten, inneren Wirklichkeit und verlieren somit den Zugang zu der für uns gültigen Realität. Durch die regressive Art der Krankheit ist für sie vieles nicht mehr möglich, so zum Beispiel soziale, zeitliche, örtliche, räumliche, situative und autopsychische Orientierung, also Reaktionen auf aktuelle Situationen. Als Folge des geistigen Abbaus fallen mit der Zeit immer mehr gesellschaftliche Verhaltensmuster wie Hemmungen und Ansprüche bezüglich Moral, Ethik und Ästhetik sowie der ganze Komplex der verbalen Kommunikation und der intellektuellen Assoziation weg.

Die Vergesslichkeit verunmöglicht sprachliche Formulierung und figurative malerische Darstellung. Freude, Wut und Trauer werden unzensiert gelebt und geäußert, können nicht mehr reflektiert werden. Man ist beinahe geneigt, diese Phänomene als Freiheit zu bezeichnen, doch zur Freiheit braucht es die Fähigkeit zu Selbstbestimmung und Selbstverantwortung. «Verwirrte» Menschen leben in eingeschränkten und uns wenig zugänglichen Sphären. In diesen Sphären kann sinnes- und körperorientiertes Malen ein Mittel zur nonverbalen Kommunikation und zur Äußerung der inneren Befindlichkeit sein.

Ihre Bilder zeigen eine Ähnlichkeit mit denen von Kleinkindern. Da Kinder in einem Sozialisierungsprozess stehen und ihre Sprachentwicklung noch nicht so weit fortgeschritten ist, bedienen sie sich der archetypischen Ursprache: sie kritzeln wie vorher beschrieben. Ihre Bildsprache entwickelt sich von einfachen Urformen bis zur figurativen Darstellung. Von einer ursprünglichen Weltempfindung, in der alles eins ist, wandeln sie sich zu Wesen, welche in bewusstem Austausch mit der Umwelt in Beziehung stehen. Bei demenzkranken Menschen bewegt sich die malerische Äußerung in umgekehrter Richtung. Ihre Bilder zeigen Malspuren, gleich Fragmenten aus ihrem früheren Leben, in einer uns kaum verständlichen Bildsprache. Die Voraussetzung für einen Zugang zu den Malenden bei der Begleitung ist die Loslösung von persönlichen Ansprüchen und Erwartungen und ein Eintauchen in das Gruppengeschehen. Ich empfinde dieses Eintauchen wie das Angeschlossensein an einen Stromkreis. Auch liegt es an mir, eine Atmosphäre von Vertrautheit, Sicherheit und Nähe aufzubauen.

Malen im Atelierraum

In einer Gruppe zu malen vermittelt Zugehörigkeit und schafft die nötige konzentrierte Energie im Malraum. Deshalb malen bis zu sechs Personen zusammen. Sie nehmen sich gegenseitig wahr, und wenn einzelne mit dem Malen begonnen haben, steigen auch andere mit ein. Es braucht Geduld, bis ein Bezug zum Malen gefunden werden kann. Gemeinsam finden wir heraus, ob das Malpapier in horizontaler oder vertikaler Richtung an der Malwand befestigt werden soll. Dann gehen wir zu den Farben und schauen, welche zum Malen am liebsten genommen werden möchten. Der Bezug zu den Farben ist sinnlich: Farben riechen, duften, werden als eklig empfunden, als lieb benannt und rufen unmittelbar Gefühle und Erinnerungen hervor. Danach wird der dazugehörige Pinsel ausgewählt. Nachdem der Pinsel in die gewünschte Farbe eingetaucht wurde, begeben wir uns zusammen zum angestammten Malplatz hin. Bis «es malt», kann einige Zeit verstreichen. Voraussetzung dazu ist motorische und emotionale Aktionsbereitschaft. Je nach Körperhaltung und Verfassung stehen oder sitzen die Malenden vor ihrem Blatt.

Um den Bezug aufrecht zu erhalten, wechsle ich im Malraum von einer Person zur anderen; ich halte dadurch den Kontakt zu jedem Einzelnen. Durch einfache Konversation bleibt die Aufmerksamkeit der malenden Personen für das Bild aufrecht erhalten, und sie verlieren sich nicht in ihrer Innenwelt.

Dieser rotierende Kontakt bestätigt das Gefühl, richtig, kompetent und dazugehörig zu sein. Er verhindert das Wegtauchen, den Rückzug in die Isolation. So frage ich zum Beispiel: «Ihr Pinsel ist trocken, braucht es noch Farbe?» oder «Möchten Sie noch mehr vom Rot?» Weitere Farben laden zum Malen ein: «Wünschen Sie eine neue Farbe?»; auch: «Sitzen Sie bequem auf dem Stuhl?». Diese Fragen werden so gestellt, dass ein Augenkontakt stattfindet. Wenn die Malenden sitzen, begebe ich mich auf die gleiche Gesichtshöhe. Ich stelle konsequent nur eine Frage und vermeide «wenn» und «oder». Wenn mit

Worten kein Verständnis hergestellt werden kann, helfen Laute und begleitende Gesten. Ich summe vielleicht und begleite gestisch die rhythmischen Bewegungen. Dies wird oft mit dem Pinsel und der Körperbewegung aufgenommen, und die Malenden summen mit.

Wenn es gelingt, in einen Malfluss zu treten, wird es ihnen möglich, zu konzentriertem Malen zu finden. Dabei ist festzuhalten, dass die allermeisten demenzkranken Menschen nicht mehr in der Lage sind figurativ darzustellen.

Ein Beispiel: Eine Frau kommt mit ausgestrecktem Zeigefinger auf mich zu. Ohne zu grüßen, presst sie aus sich heraus: «Eine Pappel!» Ich vergewissere mich: «Möchten Sie eine Pappel malen?» In diesem Moment ist sie überfordert und ihre Erinnerungen müssen nochmals auf die Pappel konzentriert werden: «Die Pappel ist gut und tief verwachsen mit dem Boden.» Gleichzeitig ahme ich den Baum mit meinem Körper nach. Sie übernimmt intuitiv die Gestik der Pappel. Meine Körperhaltung spiegelt ihr, wie die Pappel in die Höhe wächst und sich im Wind biegt; sie spürt es mit ihrem Körper und bejaht, lächelt und dehnt sich ebenfalls zur Decke hin. Jetzt frage ich: «Möchten Sie die Pappel nun malen? Benötigen Sie die Farben der Pappel?» Die Pappelfarbe wird gemischt, dabei hat sie durch Auswählen und Zuschauen eine aktive Teilnahme am Geschehen. Sie nimmt das Farbtöpfchen und den Pinsel in die Hände und wird an ihren Malplatz begleitet und nochmals ermutigt: «Sie können die Pappel nun malen.» Dazu ahme ich wie zuvor die aufrechte Haltung und sich im Wind wiegenden Bewegungen der Pappel mit dem Körper nach. Jetzt beginnt die Frau die Pappel zu malen. Leise trete ich ein, zwei Schritte zurück, so dass sie meine Gegenwart gerade noch wahrnehmen kann. Die Frau drückt nun durch die Identifikation mit der Pappel ihre Körperwahrnehmung aus. So kann sie ihre innere Befindlichkeit mit einer äußeren Aktion darstellen. Die übrigen anwesenden Personen nehmen während der ganzen Zeit meiner Kommunikation mit der Frau das Geschehen wahr. Es bildet sich eine kreative Spannung im Malraum. Und so wende ich mich

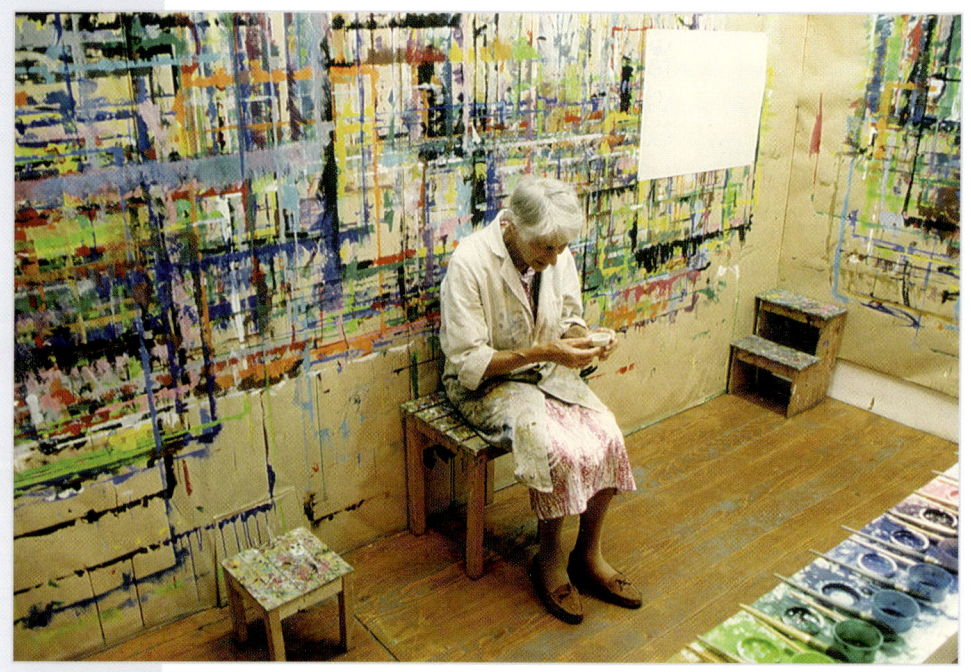

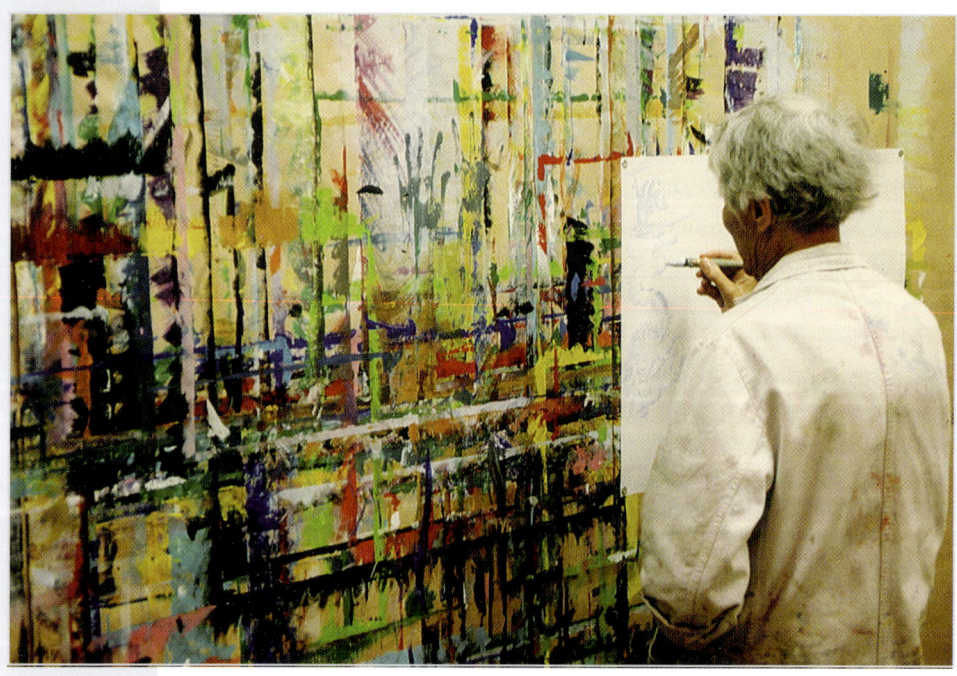

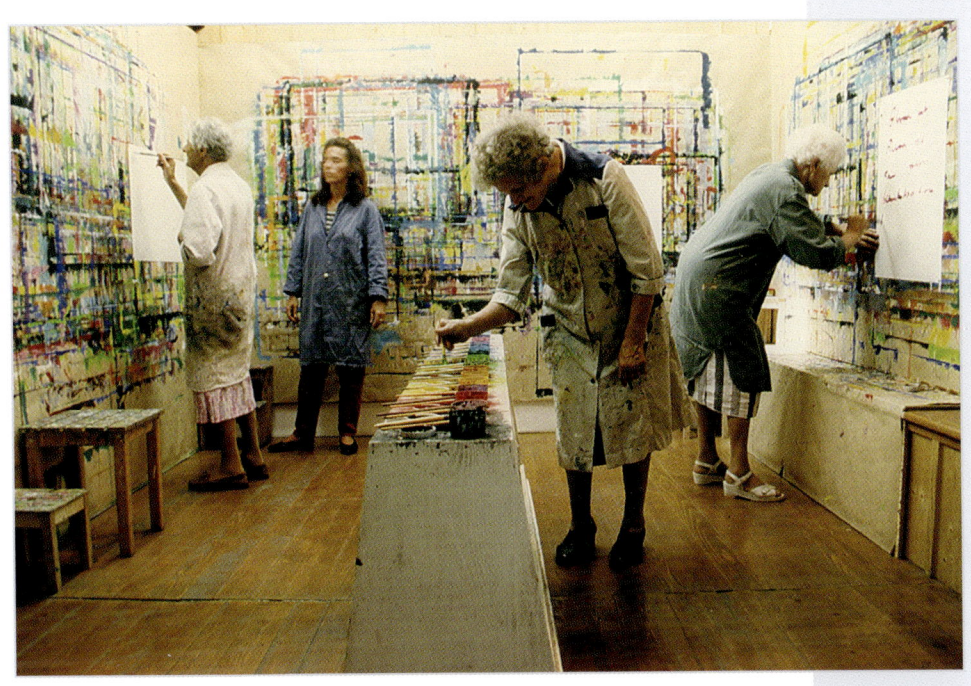

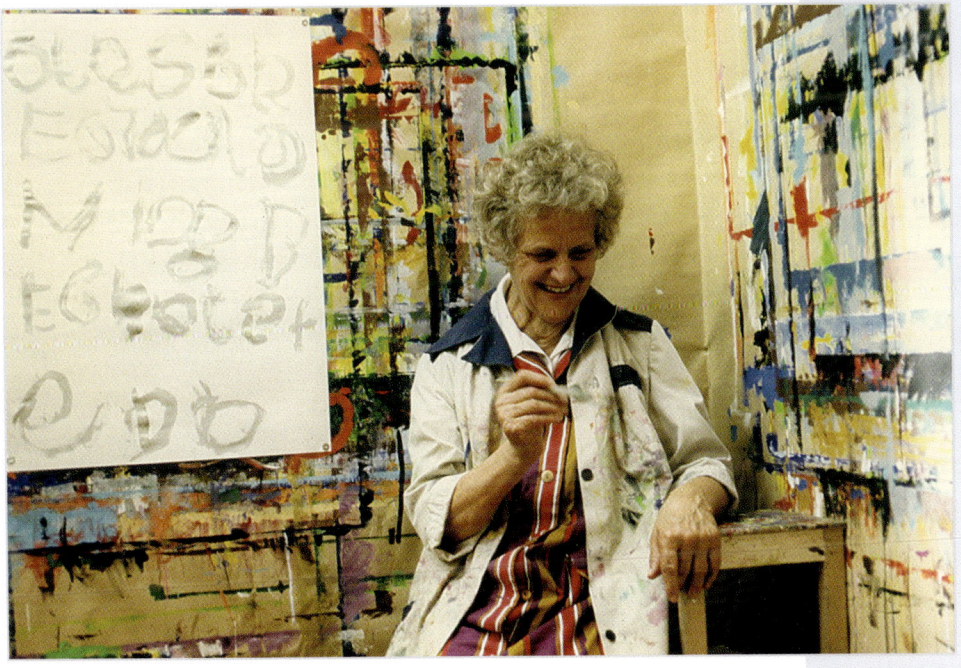

der nächsten Person zu, bei der wiederum ähnliche Prozesse ablaufen.

Ein Malbesuch dauert 60 Minuten. Davon wird während 40 Minuten gemalt, die ersten 10 Minuten sind einem Einstimmungsritual gewidmet: Ein Gedicht wird vorgelesen oder eine Melodie gesummt, die Hände mit einer duftenden Salbe eingecremt und der Körper mit einfachen Bewegungen angeregt. Aktuelle Bedürfnisse und Nöte werden wahrgenommen und darauf eingegangen. Für die letzten zehn Minuten sind sie zum Tee eingeladen, und eine aufgeschnittene Frucht lockt zum Genießen. Im gemeinsamen Gespräch wird Bezug auf das Malgeschehen und die vorangegangene Stimmung genommen. Da vielleicht nur einige Malgäste sich noch verbal äußern können, schildere ich zum Beispiel meinen persönlichen Eindruck. «Heute fand ich die Stimmung während des Malens sehr angenehm. Alle waren so ruhig und konzentriert. Wie erlebten Sie das?», oder: «Manchmal ist man nach dem Malen glücklich und entspannt, ein andermal vielleicht traurig. Wie ist das bei Ihnen?» Ich benenne so unterschiedliche Gefühle und spreche damit jede Person im Verlauf dieses Gesprächs an; dadurch erlebt sie sich individuell und gleichzeitig als Gruppenmitglied.

Bevor die Gäste ihre Malschürzen weglegen und die Mäntel anziehen, schauen wir uns noch einmal im Malraum um und nehmen die Bilder wahr. Still verabschieden wir uns von ihnen. Ich versichere, dass die Bilder, sobald sie trocken sind, in das Bildarchiv gelegt werden, wo sie aufbewahrt und geschützt sind. Diese beschriebenen Rituale und Bestätigungen bleiben sich immer gleich, damit Sicherheit, Zugehörigkeit und Verlässlichkeit erlebt werden kann.

Es ist klar, dass diese Arbeit ein hohes Maß an Konzentration voraussetzt. Die malende Gruppe darf durch nichts gestört werden. Deshalb ist es meiner Meinung nach unmöglich, in einem Bastelraum oder einem anderen Raum, wo ablenkende Gegenstände vorhanden sind oder sich sogar andere Personen aufhalten, zu einer Vertiefung im Malprozess zu gelangen.

Malgruppen mit jüngeren und hochbetagten Menschen mit Demenz

Über längere Zeit besuchten vorwiegend hochbetagte Menschen mit Alzheimer und anderen demenziellen Krankheiten das Atelier. Hochbetagte Menschen sind oft körperlich müde, verlangsamt, gebrechlich, in ihrer Mobilität eingeschränkt, und sie verspüren Schmerzen. Deshalb ist das Tempo und der Rhythmus dieser Gruppe sehr langsam und gemächlich. Der Bezug zu den Objekten wie Pinsel und Malblatt etc. ist teilweise kaum mehr vorhanden.

Seit ein paar Jahren malen ebenso junge demenzkranke Menschen im Alter von 45 bis 75 Jahren in meinem Atelier. Die Vergesslichkeit und Verwirrtheit dieser Malenden kann ebenso stark fortgeschritten sein wie jene von Hochbetagten. Ein Unterschied zeigt sich, zumindest zu Anfang der Erkrankung, in der körperlichen und sinnlichen Vitalität. Der Rhythmus ist schnell, bewegt, impulsiv; vergleichbar mit gesunden Gleichaltrigen. Die Zeitempfindung, die Sprache, die Gewohnheiten, die Kleidung und ihr Aussehen entsprechen meiner Generation. Sie erleben mich als ihre Freundin, Schwester und Bekannte, als Person dieser Zeit, wodurch der übliche generationsbedingte Abstand wegfällt. Dies bedingt ein noch genaueres Wahrnehmen der Situation, um der Gefahr einer Überidentifikation und Verschmelzung vorzubeugen. Es liegt in meiner Verantwortung, die zwischenmenschlichen und sozialen Grenzen zu wahren und dennoch während des Malens eine nahe und anteilnehmende Begleitung zu erreichen.

Bedeutung der Stadien der Demenz im begleitenden Malen

Eine umfassende Kenntnis über den Verlauf der Demenzerkrankung ist Voraussetzung in der maltherapeutischen und empathischen Begleitung von «verwirrten» Menschen. Einblick in verschiedene Stadien vermitteln nachstehende Begegnungen.

Die Linie im Griff halten

Befindet sich ein Malender in einer nur zeitweise orientierten Wirklichkeit, ist es für ihn sehr anstrengend, das Leben angemessen zu bewältigen. Groß und beklemmend ist die Angst davor, dass peinliche «Fehler» entblößt werden könnten. Mit jeder Handlung und Äußerung läuft er Gefahr, dass seine mangelhafte Orientierung von uns «Nichtverwirrten» entdeckt wird. Er bemüht sich auch im Atelier seinen Realitätsbezug zu erhalten und zu bestätigen. Er will darum realitätsnahe, «richtige» Bilder malen und nicht etwa Gefühle ausdrücken. Gefühle auslösendes Malen lehnt er ab, zu groß ist die Gefahr einer Konfrontation mit seinen Ängsten und Zweifeln. Vielmehr wünscht er eine klare Aufgabenstellung. Am liebsten möchte er «abmalen», weil er sich dabei am sichersten fühlt. Es kostet ihn Mut, die ersten Striche zu setzen, und sollten ihn diese enttäuschen, würde er das Malmaterial und mich schon zu Beginn der Stunde für seine Unzulänglichkeiten und «Fehler» verantwortlich machen, oder noch tragischer: Er würde sich und seine Fähigkeiten herabsetzen.

Das «Malen-Lassen» beschreibt er als «tief ins Schwimmen zu kommen.» Darum möchte er am liebsten sein selbst gebautes Haus «abzeichnen» und bringt zum nächsten Treffen eine Fotografie mit, welche ich neben sein Malblatt hängen soll. Ein andermal ist es vielleicht ein Blumenstrauß, den er neben seinem Malplatz auf einem Stuhl bereitstellt. Gemeinsam werden Maltechnik und Malmaterial besprochen. Das Malblatt sollte nicht zu groß sein, da er sonst unter Leistungsdruck gerät. Er bevorzugt kleinere Pinsel, Stifte und Kugelschreiber, bei denen er «die Linie im Griff» hat. In angespannter Körperhaltung beginnt er nun vorsichtig mit kleinen Strichen zu zeichnen. Während des Malens ist er angewiesen auf Bestätigung; ich soll ihm Mut zusprechen, seine Ausdauer würdigen und den Realitätsbezug aufrecht erhalten. Zwischendurch entspannt er seinen Körper mit einfachen Lockerungsübungen. Kritisch betrachtet er zum Ende der Malstunde sein Werk. Meine wertschätzende Begleitung hilft ihm, sein Bild anzunehmen und sich aktiv und nützlich zu fühlen. In dieser Stimmung kann er nun doch zulassen, dass berührende Gefühle in ihm aufsteigen, und er erzählt mit bewegter Stimme davon. Hier ist Ausdrucksmalen im herkömmlichen Sinne ungeeignet, und es liegt an mir, persönliche Vorstellungen und Erwartungen beiseite zu schieben zugunsten einer eher traditionellen Zeichenstunde, wie er sie aus der Schule und von Freizeitkursen kennt.

Die Hand malen lassen

Anders möchte eine Frau begleitet werden, die vorwiegend in ihrer Vergangenheit lebt. Ihre Demenzerkrankung ist weiter fortgeschritten, ein Realitätsbezug ist kaum noch möglich. Sie fühlt sich zuhause in der Welt des Kindseins, der jungen Mutter und Ehefrau. Fließend bewegt sie sich zwischen diesen verschiedenen Zeiten. Aufmerksam versuche ich ihre Welten wahrzunehmen, um sie empathisch begleiten zu können.

Wird sie nicht bedrängt und behindert, fühlt sie sich wohl und kommunikationsbereit. Sie orientiert sich weitgehend an Stimmungen/Schwingungen, weniger an einem Gespräch, fällt es ihr doch zunehmend schwerer, in einer Diskussion «den Faden zu halten». Empfindet sie unsere Begegnung als wohltuend, besänftigend oder anregend heiter, öffnet sie sich gerne Mitmalenden und sinnesanregenden Aktivitäten. Ihr Körper ist entspannt und dennoch wach. Sie malt gerne mit griffigen, weichen und elastischen Pinseln fließend über ein größeres Blatt. Es kann schon einmal vorkommen, dass sie schwungvoll weit über das Malblatt hinaus gerät und ich ihr ohne Kommentar ein weiteres Blatt dazuhänge.

Der Rhythmus und die schwungvolle Dynamik ihrer Malbewegungen erinnern sie an ein Wanderlied aus der Schulzeit, und sie singt fröhlich im Rhythmus der gemalten Linien. Ihre Heiterkeit wirkt ansteckend, weitere Malende stimmen in das Lied ein, und der nun gemeinsame Rhythmus überträgt sich auf andere Bilder. Themen sind unwichtig, hingegen Farben, Düfte und Formen lösen in ihr Erinnerungen aus, die angesehen und angehört werden möchten. Für diese Frau ist es ein natürliches Bedürfnis, «die Hand malen zu lassen, denn sie weiß schon wohin». Nach einer Malstunde fühlt sie sich aktiv, bewegt und warm und in unserer kleinen Gruppe aufgehoben.

Geräusche und Bewegungen teilen

Eine sehr stark desorientierte Malende verlangt nochmals eine weitere und ihrer Befindlichkeit angepasste Begleitung. Ihr Bezug zu Objekten, Sprache und Material ist weitgehend verschwunden und sachbezogene verbale Kommunikation unmöglich und sinnlos. Aktivieren und «Aufwecken» lässt sich diese Besucherin, indem ich ihre Welt der Geräusche, der sich wiederholenden Bewegungen und des inneren Rhythmus aufnehme und teile. Sie möchte körpernah und fühlbar begleitet und geführt werden, da sonst keine Beziehung zu mir und der Malaktion entstehen kann. Gerät sie in Angst, erstarrt sie und blockiert sich so sehr, dass sie unter Umständen zu keiner Bewegung mehr fähig ist. Fühlt sie sich geborgen, ist sie entspannt, weich und berührbar.

Große, sehr weiche und füllige Pinsel, getränkt mit oft hellen und kräftigen Farben laden sie ein, uralte, archetypische und vom Körper/Zellgedächtnis gespeicherte und diktierte Formen auszudrücken. Ich bin verantwortlich, dass der Farbenpinsel auf das Papier und nicht auf den Boden oder in ihren prüfend-kostenden Mund gerät. Sie ermüdet rasch und schließt zur Entspannung die Augen, um einzutauchen in eine innere Welt. Sie erwacht am angenehmsten, wenn sie zur Selbstwahrnehmung und Orientierung spürt, wie ich sanft aber bestimmt ihre Hand und Schulter berühre und sie mit einem melodiösen Summen begrüße. Meiner Meinung nach ist in diesem Stadium der Demenz die Malaktion an und für sich nicht mehr wichtig und zusehends unmöglich; dennoch können diese dem Körper vertrauten und von Ritualen geprägten Begegnungen noch wohltuend sein und für kurze Zeit die Lebensreise begleiten.

Verwirrt sein bedeutet Einschränkung und Freiheit zugleich

Neben der maltherapeutischen Arbeit betätigte ich mich während sieben Jahren gleichzeitig als Betreuerin in verschiedenen Wohngruppen im Krankenheim Sonnweid in Wetzikon.

Es ist mir ein Bedürfnis, nachstehend einige Erlebnisse aus dieser Zeit zu erzählen, weil sie für mich sehr kostbar sind und die Weiterentwicklung der Malarbeit mit «verwirrten» Menschen prägten:

> Eine betagte Frau fragt während eines Spazierganges, ob sie über den Fußgängerstreifen eher schwimmen oder gehen soll.
>
> Ein Mann balanciert vorsichtig auf Zehenspitzen, da die Straße übersät ist mit Tausenden von goldblauen Admiralsschmetterlingen.
>
> Ein jüngerer Mann erstarrt vor Entsetzen, weil Boden und Teppiche hohe Wellen werfen.
>
> Ein kleiner Wollknäuel auf meinem Schoß verwandelt sich für einen Bewohner plötzlich in eine reißende Bestie. Er versetzt dem Knäuel einen heftigen Stoß.
>
> Eine Frau erzählt einer Teekanne ihre ganze Lebensgeschichte.
>
> Ein Mann fragt unablässig, wo er zu Hause sei.
>
> Eine Frau klagt, sie fühle sich wie siebzig, dabei sei sie doch erst sieben Jahre alt geworden.
>
> Eine weitere Bewohnerin geht ruhelos hin und her, setzt sich, steht unvermittelt wieder auf und weiß nicht, was sie tun muss.
>
> Eine Schlupfwespe hat sich auf dem Handrücken einer «verwirrten» Frau niedergelassen. Ihr erzählt sie ihr ganzes Leid und von ihrer tiefen Sehnsucht, geliebt zu werden.

Ein Bewohner steht verzweifelt und zornig vor mir, weil er sich mit Worten nicht mehr verständigen kann.

Eine Frau trägt verschiedene Schuhe an den Füßen und das Nachthemd über dem Kleid. Der Koffer steht fertig gepackt neben ihr.

«Bäume weinen lautlos, wenn man sie entwurzelt»

Es erscheinen unzählige Bücher über Demenzerkrankungen und deren Folgen wie psychosoziale Veränderungen, der Verlust kognitiver Fähigkeiten und die daraus resultierenden Einschränkungen. Hingegen findet sich sehr wenig, was man als Ausdruck einer Art Weisheit, als Gedanken und Stimmungen aus einer inneren Freiheit verstehen könnte, ungeachtet der Folgen dieser Krankheit; oder sollte ich fragen: Ermöglicht vielleicht manchmal gerade das Schwinden des intellektuellen Leistungsvermögens eine von den Sinnen und Gefühlen hervorgerufene Erkenntnis?

Vor einiger Zeit las ich eine Biographie, die einen Künstler und seine ausbrechende Alzheimerkrankheit beschreibt. In Text und Bild werden die Veränderungen seines Lebens und schöpferischen Arbeitens gezeigt, als Begleiterscheinungen der sich ausbreitenden demenziellen Erkrankung. Man kann mitverfolgen, wie seine Bilder einfacher und kindlicher werden. Das Buch schließt dort, wo üblicherweise eine Malbegleitung mit den an Demenz erkrankten Gäste aus dem Krankenheim Sonnweid beginnt. Im internen Malatelier vertiefen sie sich in das begleitete Malen in einem so fortgeschrittenen Krankheitsstadium, dass sich die Frage nach Sinn und Berechtigung eines derartigen Angebots stellen lässt. Die Lektüre des Buches entmutigte und verunsicherte mich zunächst zutiefst.

Dann, einige Tage später, tauchten bruchstückhafte Erinnerungen und beinahe lautlose Stimmen auf, die von unseren Malstunden erzählten, was die Malenden dabei erleben und woran sie sich erinnerten. Ich möchte Ihnen diese nicht vorenthalten und bitte Sie, für einen Moment zu vergessen, was Sie über demenzielle Erkrankung wissen. Lassen Sie sich berühren davon, wie einige der Malenden durch den Malprozess tiefe Lebensmomente erfahren und sie in weise Worte kleiden.

«Ich bin sicher, dass Bäume lautlos weinen, wenn sie entwurzelt werden. Es ist wie bei mir: Ein Mann vermag einer Frau alles zu nehmen. ALLES! Das Zuhause, ihre Wurzeln, selbst ihren Namen. Mag er doch alles nehmen! Nichts ist letztlich wichtig. Aber den Namen, den mir meine Mutter zur Geburt schenkte, meinen Mädchennamen, der gehört mir alleine. Er kann alles sein, was einer Frau nicht genommen wird.»

«Schauen Sie, dieser Baum, er soll kräftig wachsen, seine Äste und Blätter möchte er bis zum Himmel tragen – die Wurzeln wachsen tief in die Erde, bis zum Grundwasser. Da wird alles gespeist, alle Nahrung. Von da her stammen wir, und dahin kehren wir eines Tages wieder zurück.»

«Sehen Sie, gefährlich hoher Wellengang – schwerer Wellengang. Nicht jeder vermag sein Boot so zu steuern, dass er derart hohe Wellen bezwingen kann und sein Boot sicher an die Ufer bringt.»

«Eigentlich wollte ich diese Blitze, den Hagel, das ganze Unwetter nicht schon wieder malen. Und doch: schauen Sie, es geht einfach nicht anders, ich muss wohl annehmen, was kommt.»

«Ich wollte schon immer einmal eine Bootsfahrt erleben, auf dem Rhein, dem großen und breiten Fluss. In mir ist ein so großes Sehnen nach den unendlichen Weiten der Gewässer in die Ewigkeiten. Ich glaube, heute fühle ich mich bereit für diese Reise.»

«Dass ich jetzt noch malen kann! Während meines ganzen Lebens konnte ich nie an so etwas denken wie Malen! Ich zog Küken auf und verkaufte sie in der Stadt. Ich benötigte jeweils in der Früh drei Stunden für einen Weg. Und doch:

diese wenigen Rappen steckte ich in MEINE Schürzentasche, und da blieben sie auch!

Die Küken: so flaumig, ein so weiches Gelb, mit winzigen Stimmchen und unnützen Flügelchen. Ich hätte sie lieben, an meine Brüste betten mögen, sie großziehen wollen, und doch: Es waren die einzigen Batzen, die in meine Taschen fielen. Mit diesen konnte ich manchmal etwas für die Kinder kaufen, etwas was sie bitter benötigten, – so wie neue Schuhe oder weichen und wärmenden, vielleicht blauen Stoff für Kleider und so.»

TEIL 2
Bilder mit kurzen Einleitungen

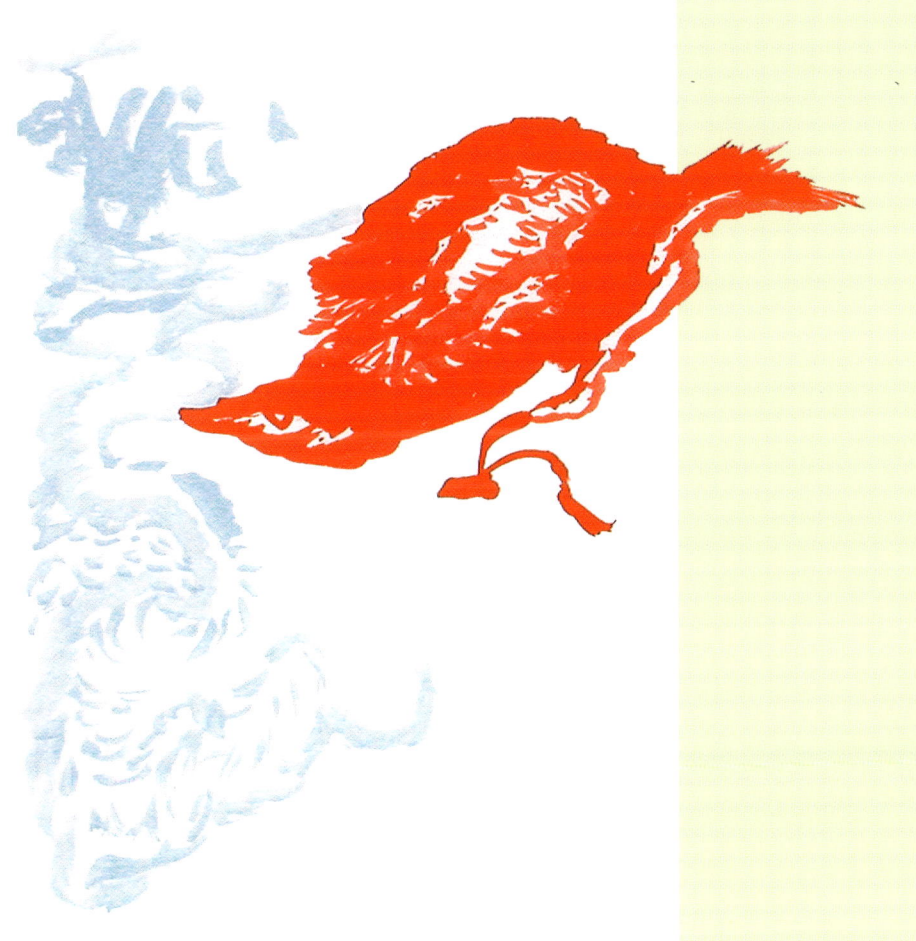

«Blätter im Wind und etwas vergraben.»

Umgang mit Ausdrucksbildern

Sie sind eingeladen, die nachfolgenden Bilder und Geschichten mit einer besonders respektvollen und vorurteilslosen Haltung zu genießen. Es ist nicht mein Anliegen, die Bildspuren desorientierter und betagter Menschen nach psychologischen Erkenntnissen zu analysieren oder sie mit Bildern von «Nichtverwirrten» zu vergleichen. Vielmehr zeigen sie, dass mit Freude und Hingabe gemalt wird, auch wenn die Demenzerkrankung weiter fortschreitet.

Menschen mit demenziellen Veränderungen werden trotz ihrer Vergesslichkeit nie mehr zu kleinen Kindern. Das heißt, ihre gemalten Spuren sind nicht zu vergleichen mit kindlichem Malen. Menschen mit einer Demenz finden krankheitsbedingt wieder zurück zu den ursprünglichen Formen und Figuren, da ihr «Körperwissen» noch lange erhalten bleibt: Kognitive Einschnitte zwingen sie, ihre Sinne und körpergespeichertes Wissen wieder vermehrt als «Orientierungshilfe» zu aktivieren.

Ganz wichtig scheint mir darauf hinzuweisen, dass die Aussagen der Malenden zu ihren Bildspuren auf keinen Fall als erklärende «Titel» angesehen werden dürfen. Sie sind vielmehr, so wie auch ihre gemalten Spuren, spontane Äußerungen, welche einzig die aufsteigenden Gefühle der Malenden betreffen. Sie geben keine Einsicht in ihr aktuelles Leben, da sie, wie schon beschrieben, fließend in verschiedenen Wirklichkeiten leben. Ihre häufig poetischen Aussagen dürfen uns wohl freuen und berühren, aber nicht täuschen: entstehen sie doch eher aus kognitiven Einschränkungen heraus als aus der gewählten Freiheit. Oftmals kommunizieren die Malenden mit ihrem Bild, oder sie möchten das soeben Erlebte mitteilen. Ihnen eine aufmerksame und anteilnehmende Begleiterin zu sein genügt.

In der betreuerischen Arbeit mit demenzkranken Menschen spielt deren persönliche Biographie eine große Rolle. Es wird damit versucht, ihnen aufgrund des Erlebten einen Identitätsbezug zu ermöglichen. In der Arbeit im Malatelier sehe ich die

Biographiearbeit als nicht so prägend an. Da ihre Bilder aus dem Reich des kollektiven Unbewussten stammen, stehen sie nicht immer in direktem Bezug zum tatsächlichen Leben. Die Erzählungen einer hochbetagten Frau zeugen davon: Immer wieder begegnete sie beim Malen einem kleinen Jungen. «Paul» nannte sie ihn, ohne zu zögern. Klein und schutzbedürftig blickte er sie an. Zärtlich begrüßte und liebkoste sie ihn mit Worten.

Diese Frau war kinderlos, dennoch trug sie ein uraltes, vom Körper gespeichertes Wissen vom «Muttersein» in sich. Als «Paul» in ihren Bildern erschien, erkannte sie ihn als ihr geistiges «Seelenkind», von dem sie bewegt sagte: «Also ich weiß nicht – aber – er ist ganz mein.» Ich kann die Malenden vorurteilsloser begleiten, wenn ihre Biographien nicht im Vordergrund stehen. So wird meine Wahrnehmung nicht von Daten, Geschehnissen und Krankheitsgeschichten belastet.

Alle malen sie aus Neugier, aus dem Bedürfnis heraus, sich nützlich zu fühlen, aus Lust am Tun. Es sind schüchterne, schnelle, zögernde, dicke, entschlossene, zitternde, behutsame, grimmige, zärtliche, feine, gewollte, nicht erahnte, geschenkte, erlebte Malweisen, neue und zugleich uralte, schon immer dagewesene Spuren. Es sind farbige Bildspuren, gelebte Geschichten, mit denen niemand etwas tun muss. Sie sind einfach da, wurden zurückgelassen, wirken noch weiter als das, was sie sind: Nämlich lediglich Spuren eines Augenblickes, die mit den Jahren verblassen werden.

Das Kunstvolle

Die folgenden Bilder wurden von einem noch jüngeren Bewohner einer Wohngruppe für demenzkranke Menschen gemalt. Körperlich noch sehr aktiv, in seiner Selbst- und Raumwahrnehmung jedoch bereits sehr desorientiert und eingeschränkt, besuchte er das Malatelier voll Freude und Erwartung, da er in der Zeit des Malens eine Aufgabe und Herausforderung fand. Seine fortschreitende Demenzerkrankung verunmöglichte ihm, verbal verständlich mit seinen Mitmenschen zu kommunizieren. Er verspürte einen großen Bewegungs- und Betätigungsdrang und zeigte in der Wohngruppe ein unruhiges bis aggressives Verhalten. In seiner früheren Berufstätigkeit arbeitete er grafisch und zeichnerisch, daher waren ihm visuelle und bildnerische Darstellungen vertraut, und es fiel im leicht, mit Pinsel und Farbe umzugehen. In seinen Bildern erkennt man den geübten und lockeren Strich und die Begabung für Gestaltung und Ästhetik. Während des Malens konnte er sich gut konzentrieren und war in seiner Arbeit kompetent und in die Gruppe integriert. Dass gleichzeitig mit ihm weitere Malgäste tätig waren, beruhigte ihn und vermittelte Sicherheit im Sinne von autopsychischer und situativer Orientierung und damit das notwendige Vertrauen.

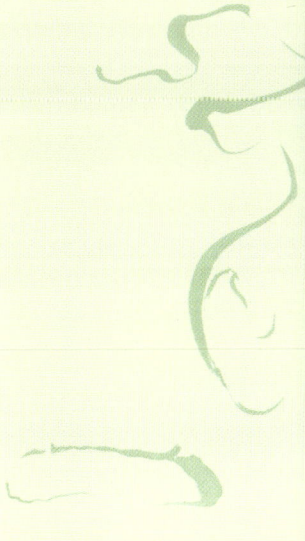

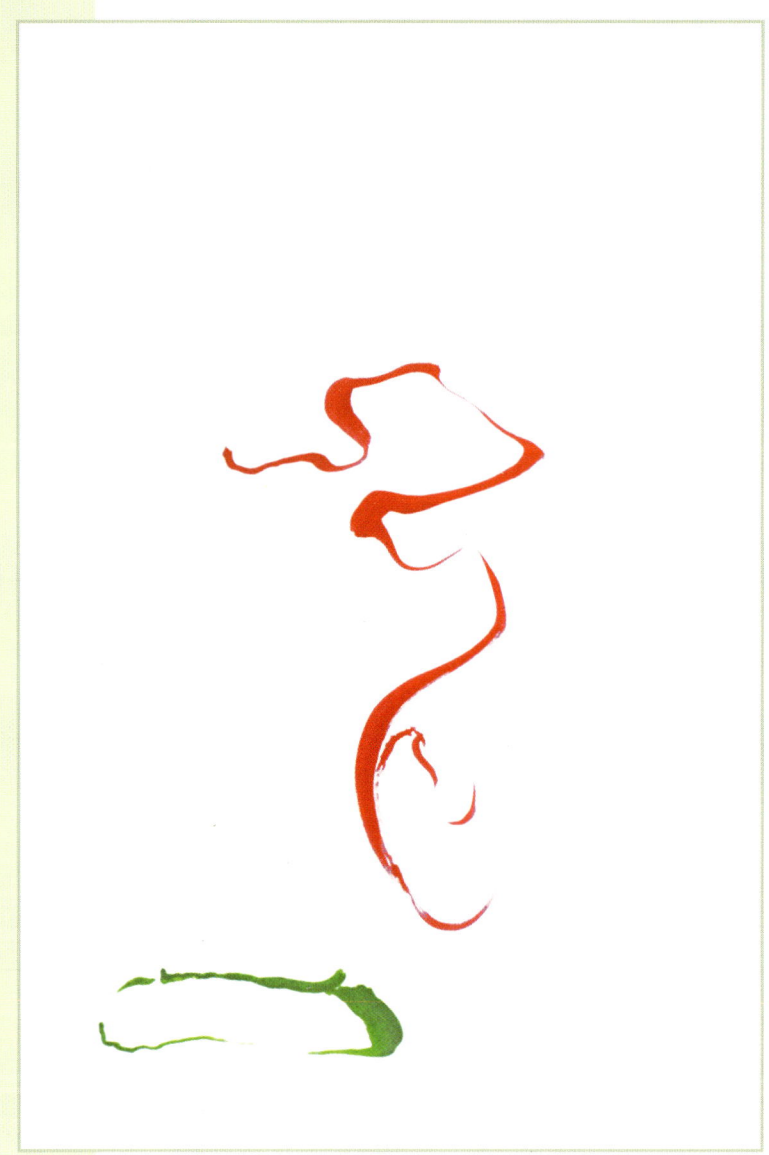

«Schwan auf dem See»

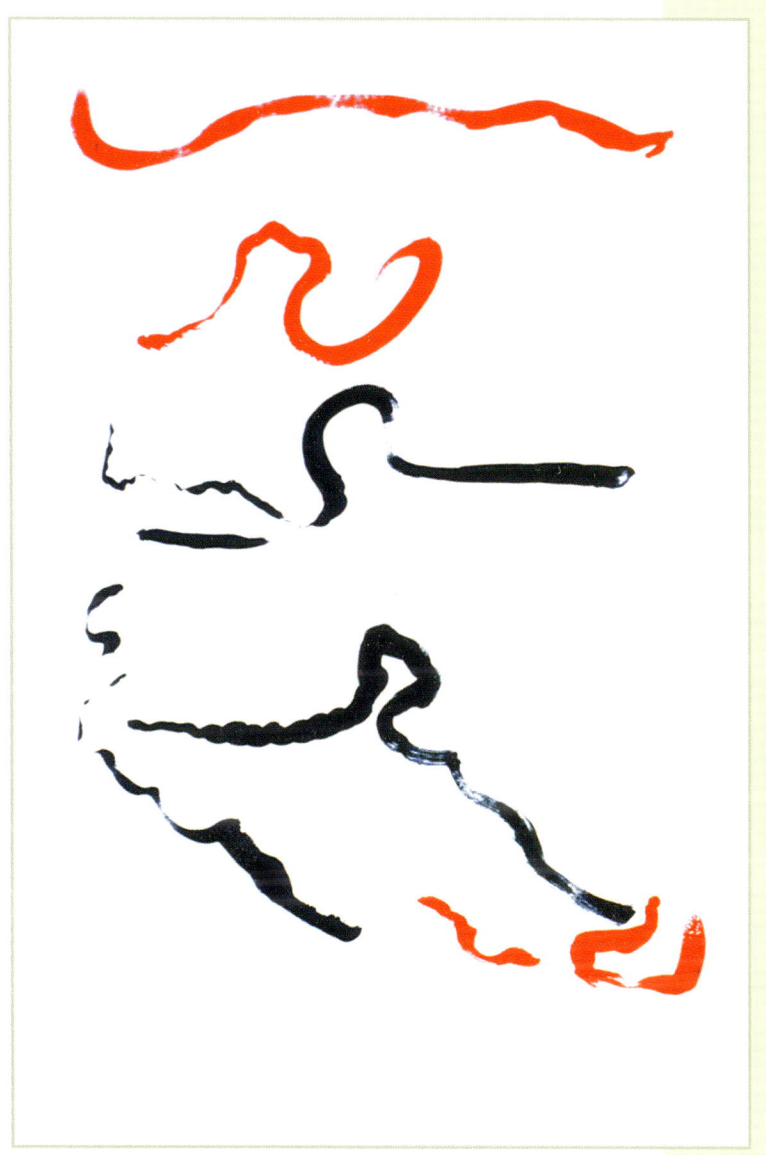

«Mit dem Velo auf den Mythen-Stock fahren»

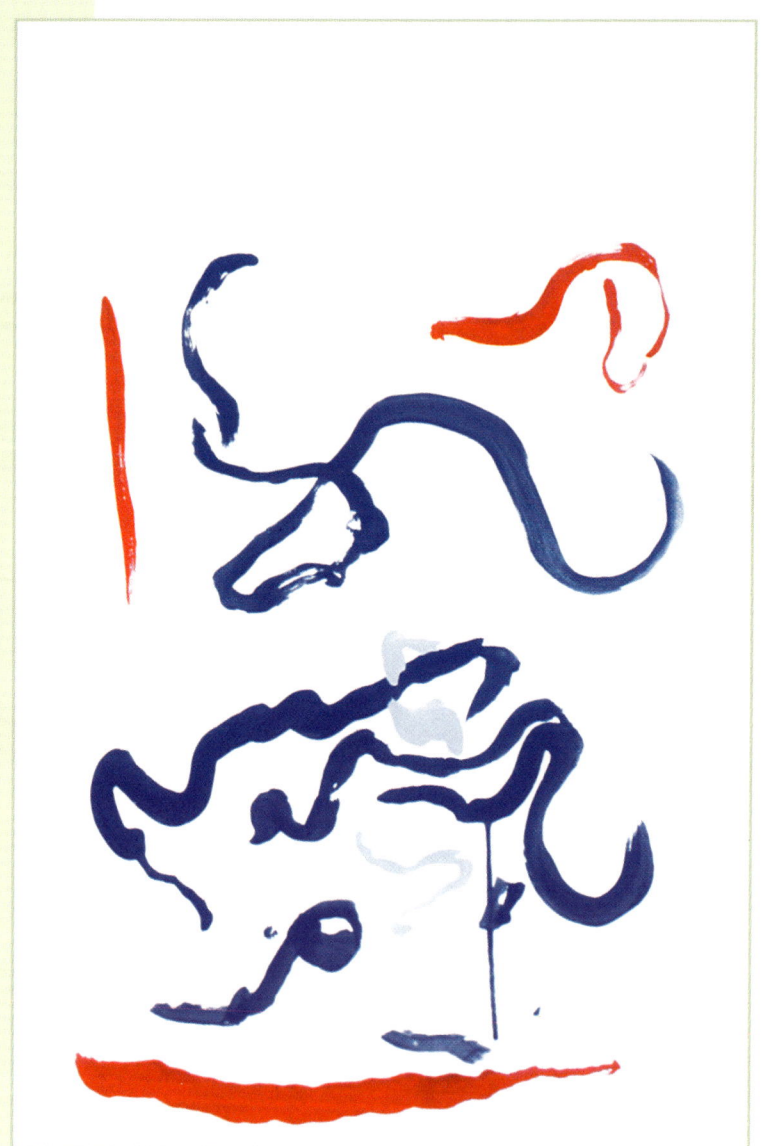

«Überbauung an der Aare»

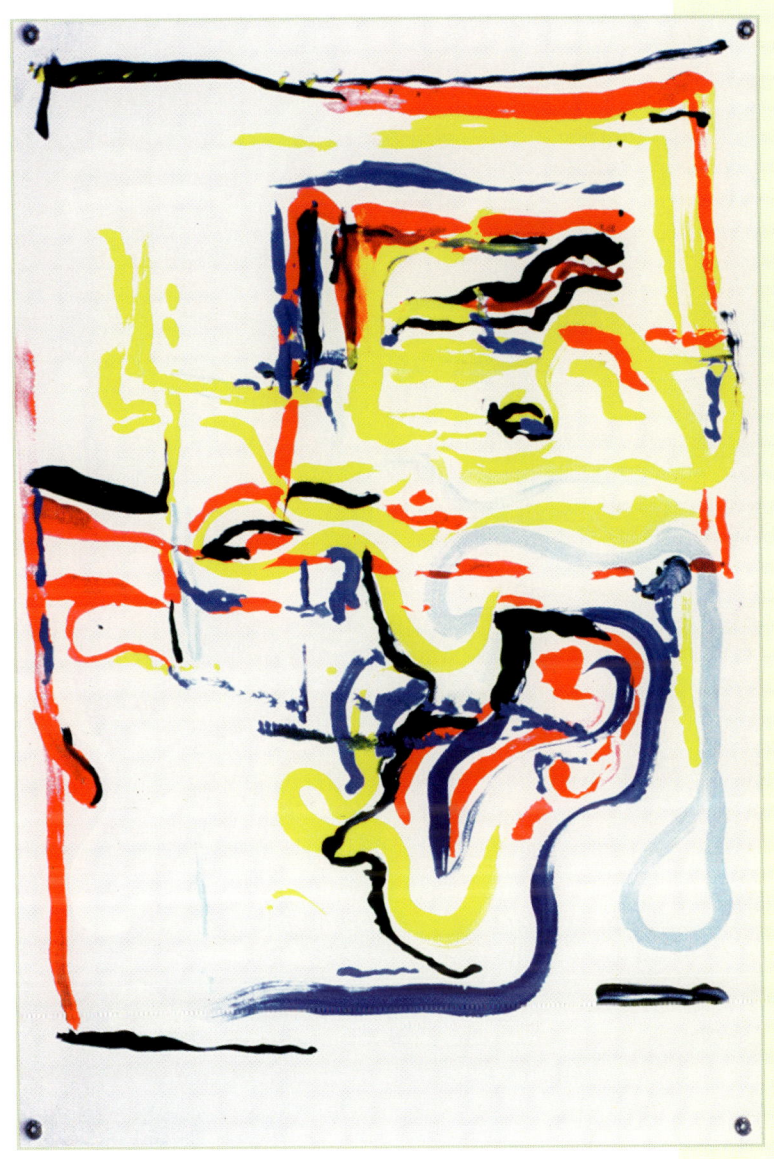

«Badeanstalt für Knaben und Mädchen»

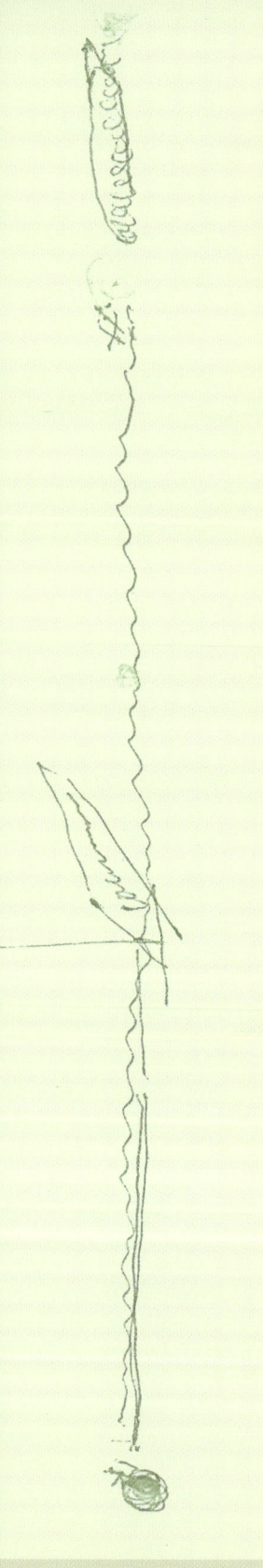

Das Verlorene

Der Malende erlitt in der Zwischenzeit heftige epileptiforme Anfälle, die einen großen geistigen und körperlichen Abbau zur Folge hatten. Der neue Zustand veränderte ihn und schränkte sein alltägliches Leben noch weiter ein.

Er fühlte sich fremd, war ängstlich und deprimiert. Er konnte kaum noch durch einen Raum gehen, bewegte sich auch in vertrauter Umgebung schwerfällig und unsicher. Seine Desorientiertheit machte ihm große Angst. Andere Menschen in seiner Nähe ertrug er nicht; heftig und aggressiv wehrte er sie ab. Sein Befinden verschlechterte sich rasch, so dass er das Malatelier kurze Zeit später nicht mehr besuchen konnte. Er malte nun andere und veränderte Bilder, die seine neue Verfassung deutlich zeigen. Eine differenziert gestaltete Bilddarstellung war ihm nicht mehr möglich. Die gekritzelten Striche wurden eng, hektisch und chaotisch. Oftmals geriet er in aggressive Erregung, in der er das Malpapier heftig schlug. Sein ganzer Körper bebte vor Anspannung, und sein Gesicht rötete sich. Er musste vom Malen weggeführt werden, weil eine so sinnes- und gefühlsanregende Beschäftigung ihm schadete, da er mit seinen Gefühlen nicht mehr umgehen konnte. Hilflos war er allen Empfindungen ausgesetzt, allen Reizen ausgeliefert, und er verlor bald danach seine malerische Ausdrucksweise.

Das Betrachten seiner Bilder brachte ihn in Wut und Verzweiflung. Die folgenden Zeichnungen, gemalt nun in seiner Wohngruppe, zeigen dies auf erschütternde Weise.

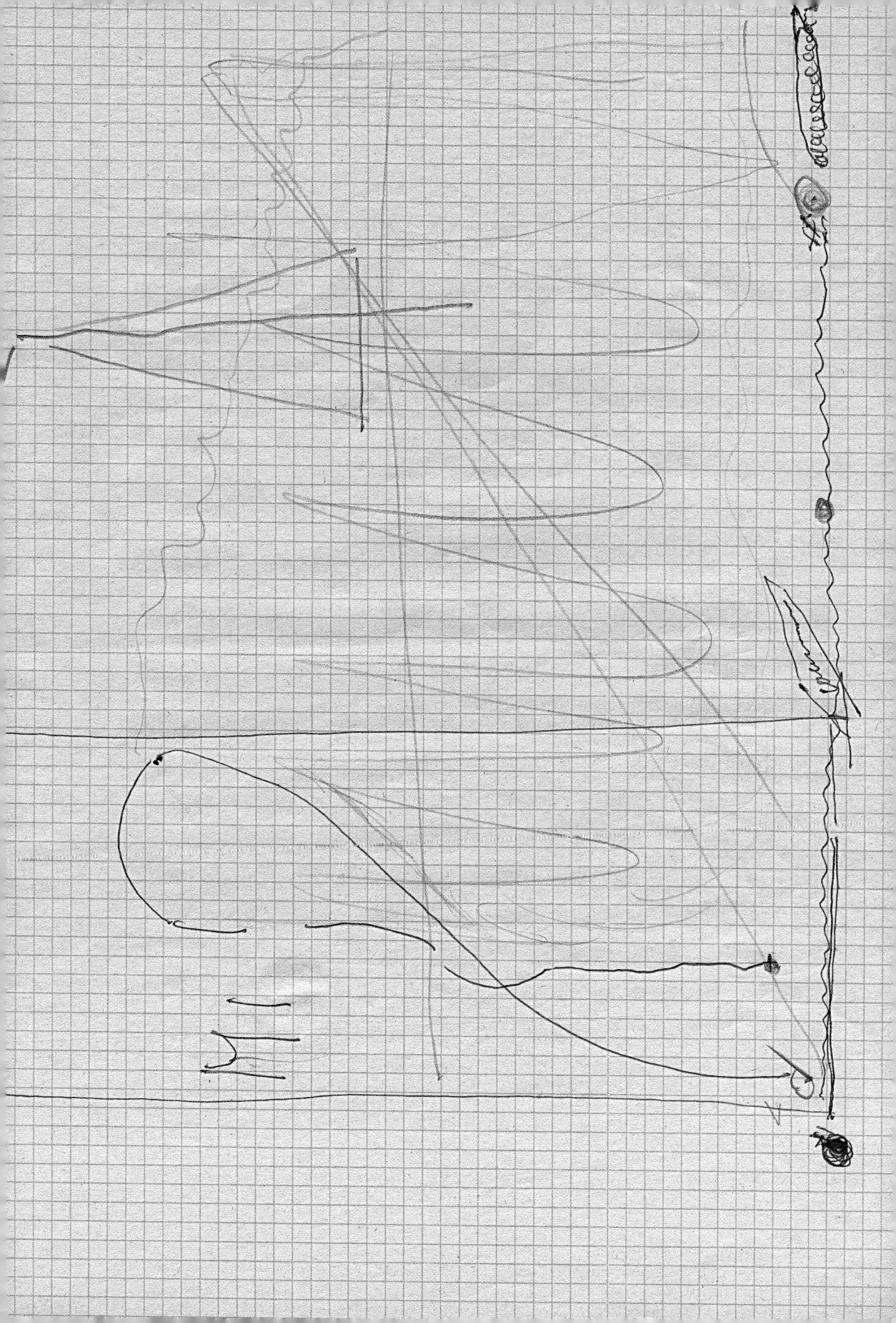

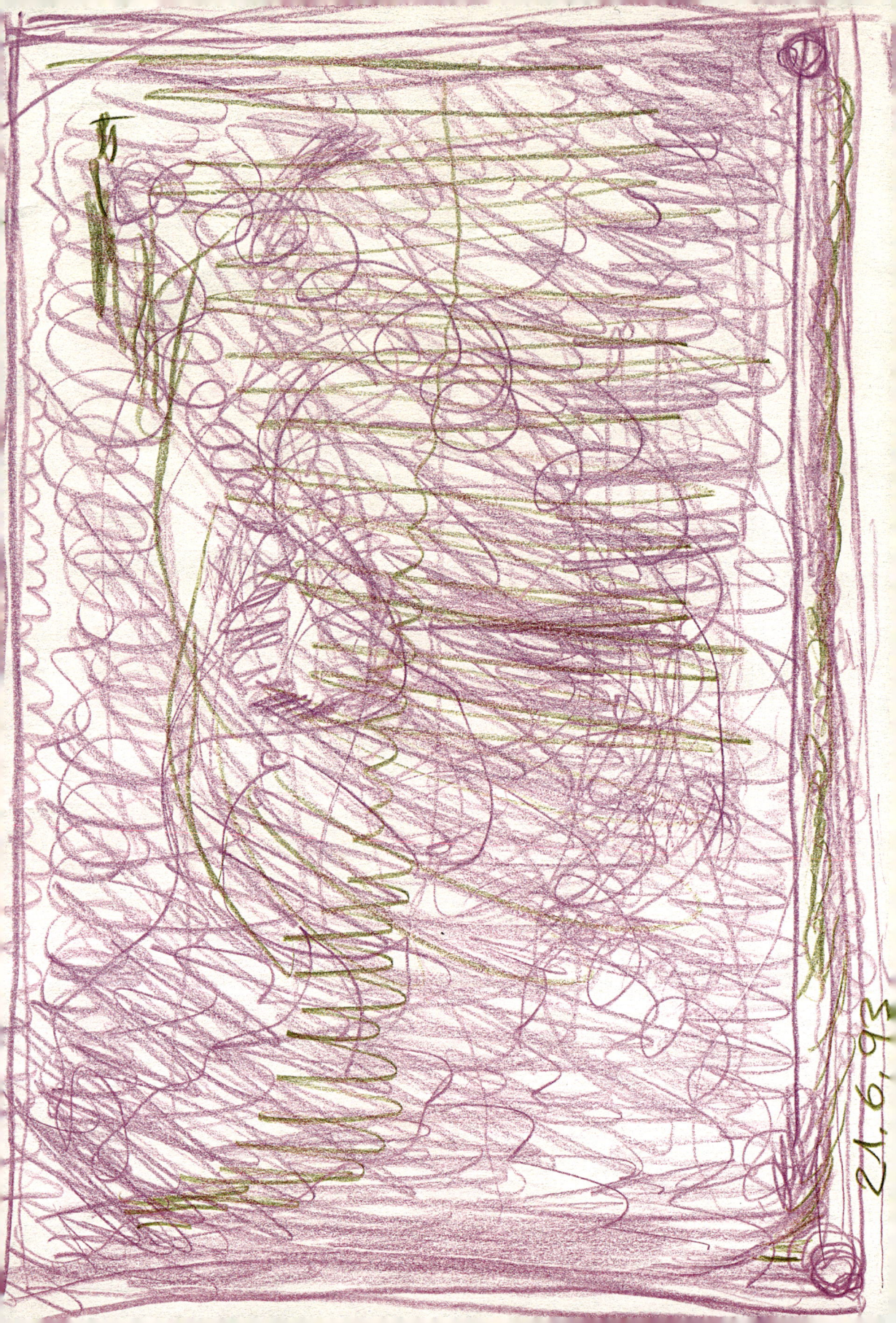

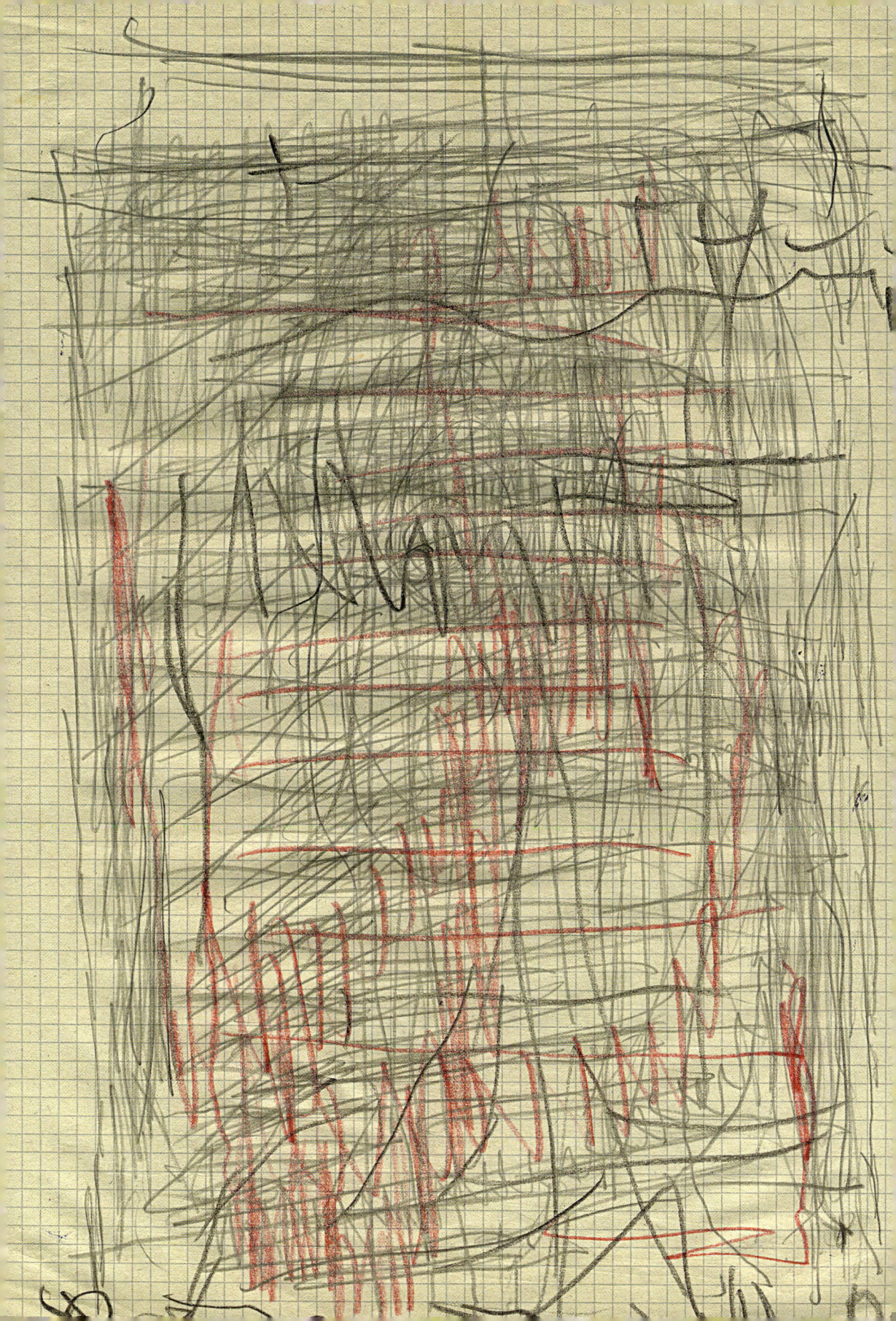

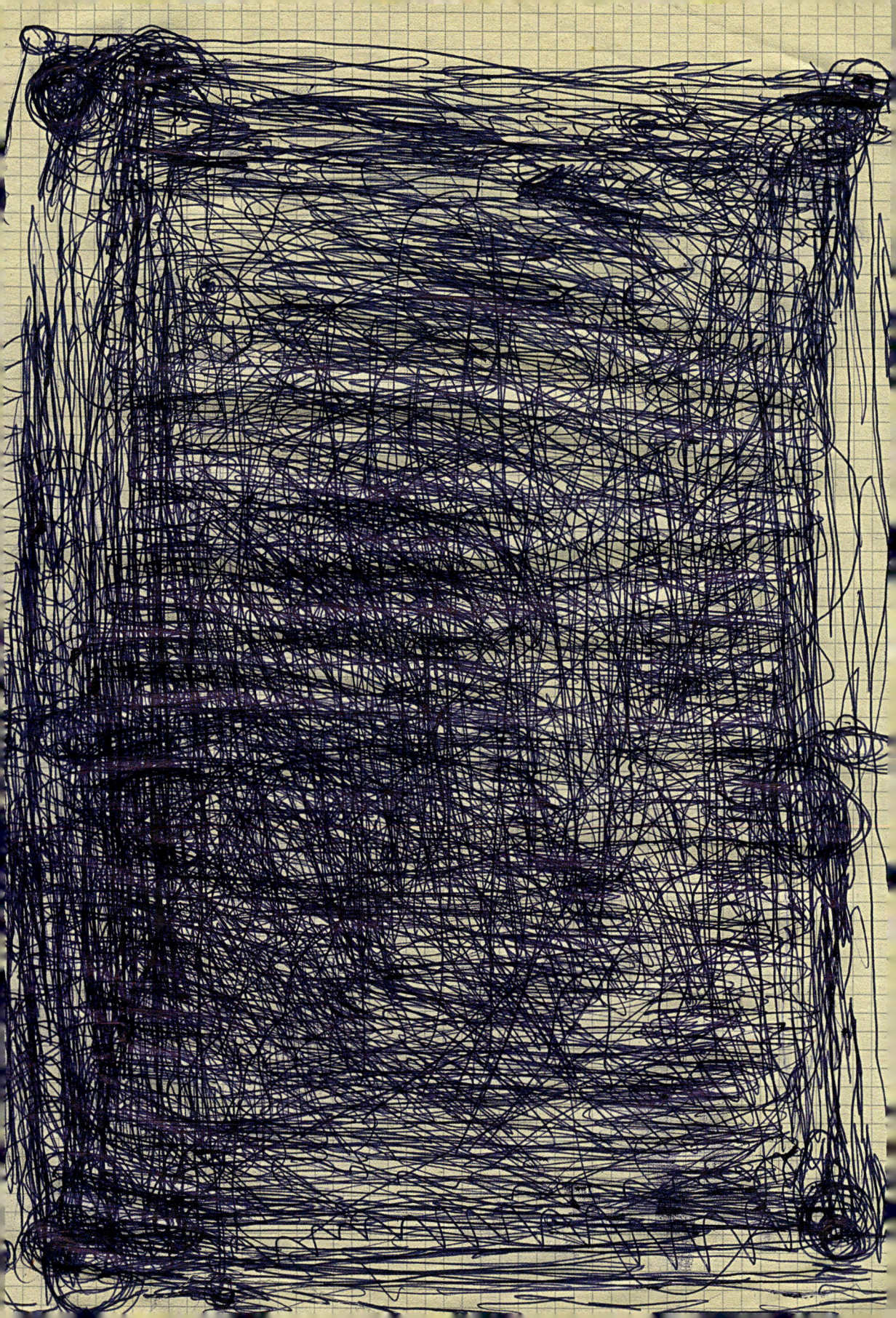

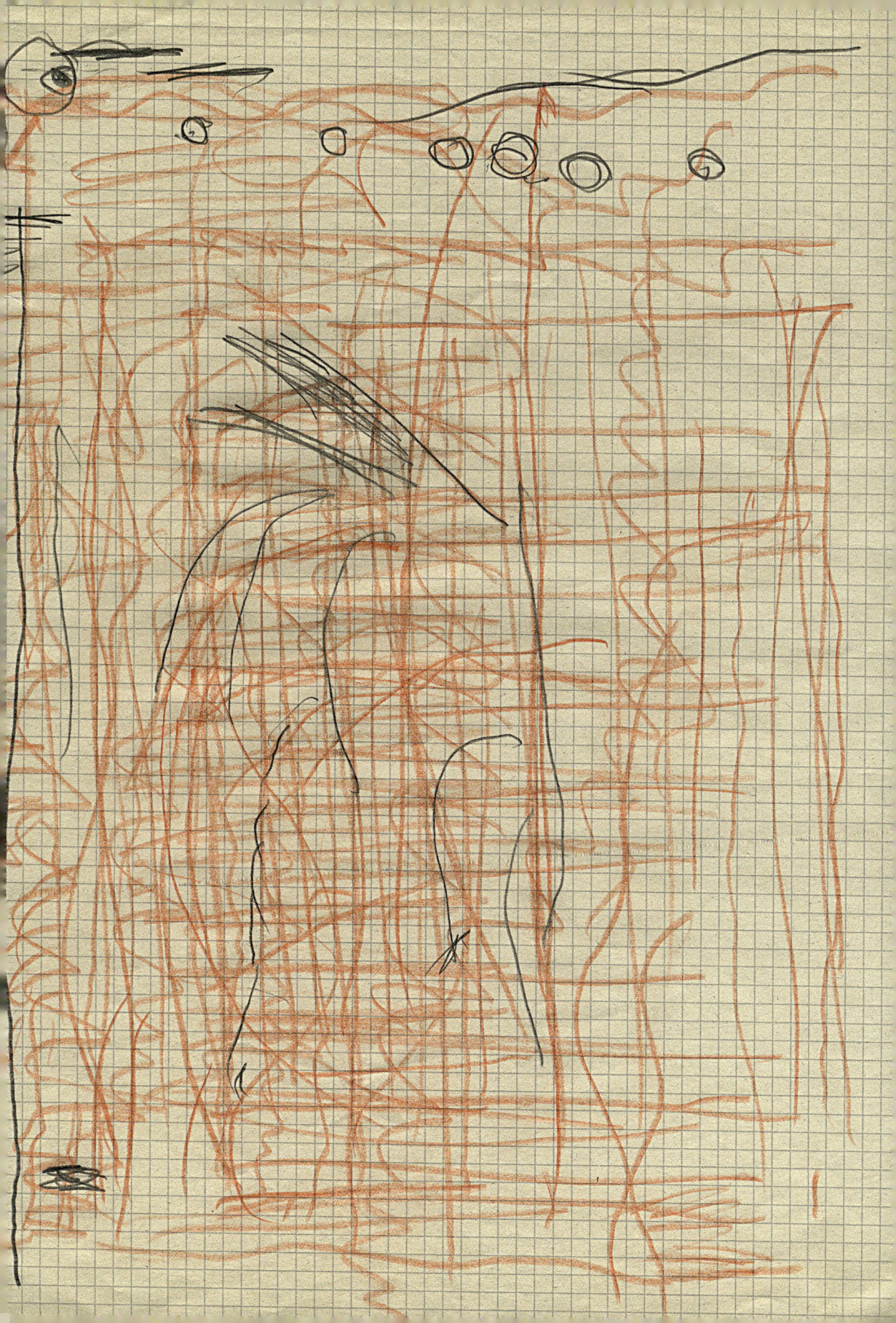

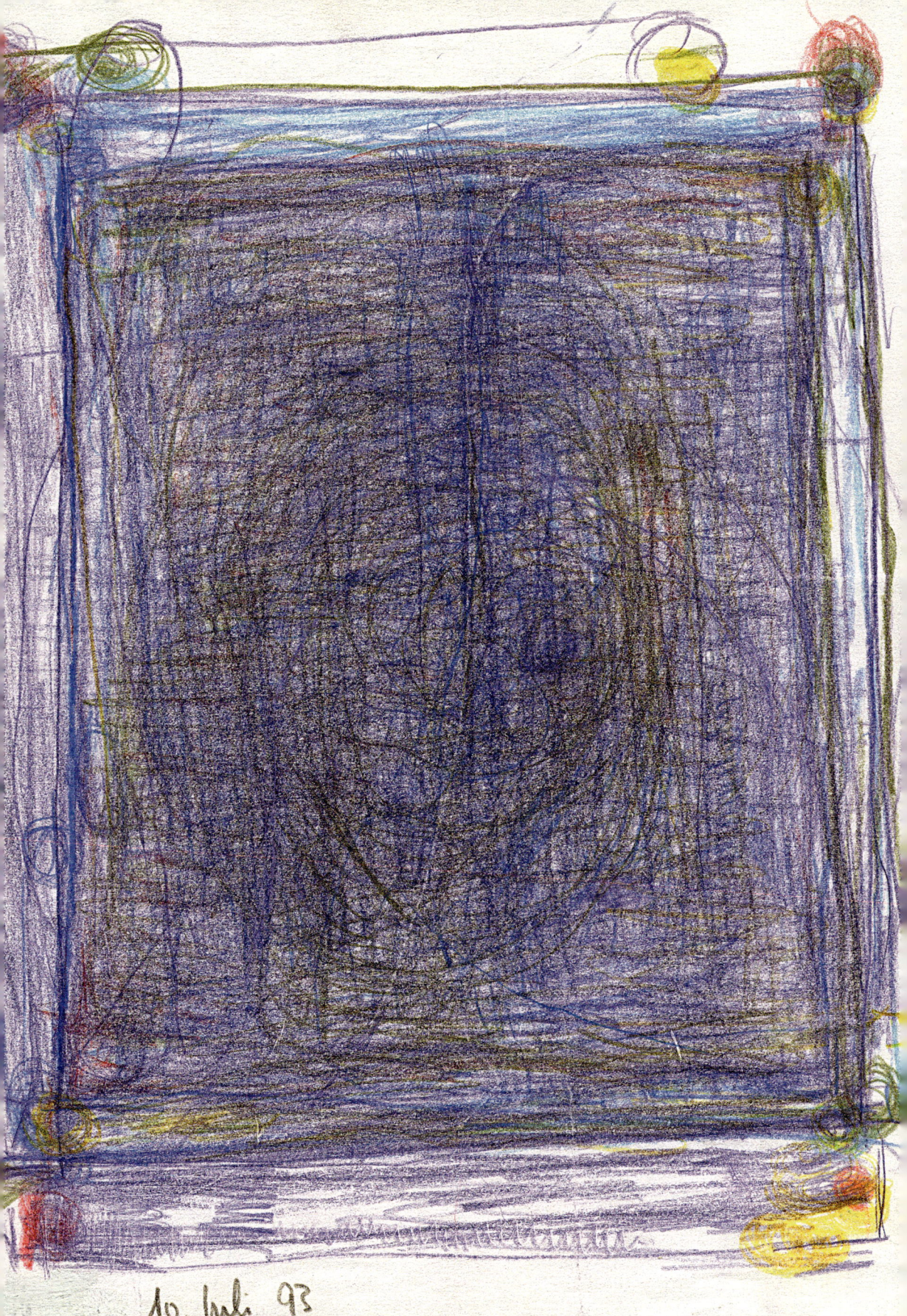

10. juli 93

Das Intuitive

Die Desorientiertheit dieser hochbetagten Malerin war bereits weit fortgeschritten, und sie lebte weder räumlich noch zeitlich in unserer Realität. Sie schien oftmals weit weg zu sein und erinnerte sich nicht mehr an ihr vergangenes Leben. Die körperlich zarte und gebrechliche Frau musste zu Beginn der Malstunde mit viel Zeit und großer Ruhe behutsam aktiviert und damit zu sich geführt werden, damit eine malerische Aktion erst möglich werden konnte. Beim Malen war sie daher auf eine intensiv geführte Begleitung durch mich angewiesen.

Der Bezug zum Malmaterial war weitgehend verschwunden, und es brauchte Glück und Geduld, mit ihr in Kontakt zu treten. Ich mischte ihr die Farben, welche sie durch Anschauen und Riechen aussuchte, gab ihr die Pinsel in die Hand und führte sie zu ihrem aufgehängten Malblatt. Da sie sich mit Worten nicht mehr ausdrücken konnte, war nur anhand ihrer jeweiligen Körperhaltung herauszufinden, ob ihr Blatt horizontal oder vertikal an die Wand geheftet werden sollte. Gemeinsam tasteten wir die Malfläche, deren Oberfläche, Beschaffenheit und Raum ab. Behutsam führte ich ihre Hand mit dem Pinsel, bis sie das Blatt berührte und so genügend Kontakt fand, um ihre Malbewegungen ungehindert über das Papier gleiten zu lassen. Von da an benötigte sie kaum mehr Hilfe, außer um den Pinsel in frische Farbe zu tauchen oder ein neues Blatt aufzuhängen.

Ihre Körperhaltung wurde während des Malens aufrechter und entspannter, und sie fühlte sich wohl. Oft sprach sie in einer mir unverständlichen Sprache mit ihrem Bild und begleitete die Malbewegungen mit einem leisen, melodiösen und ihrem inneren Körperrhythmus entsprechenden Gesang.

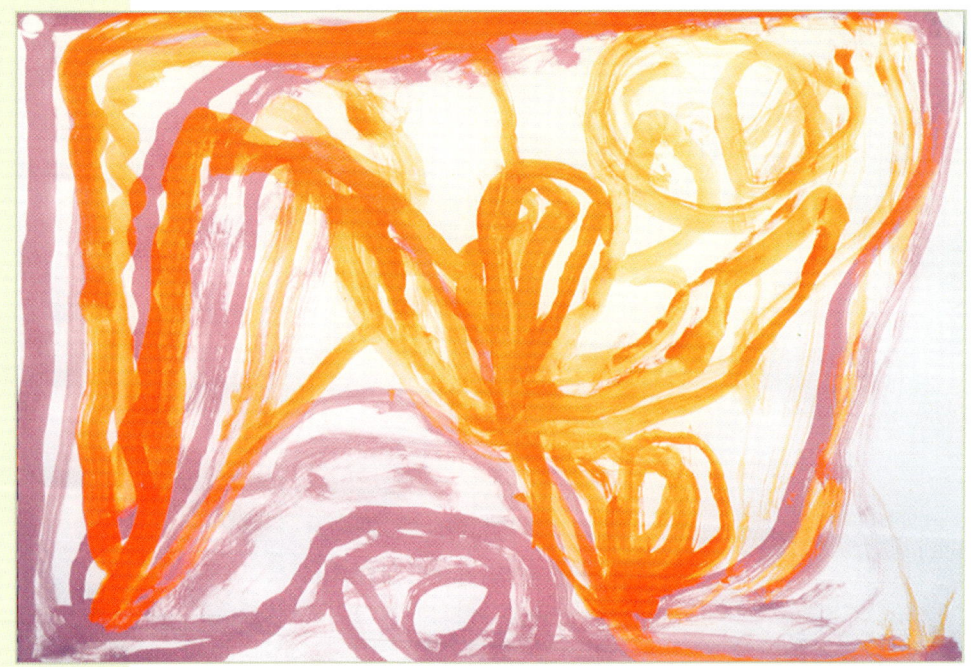

«mam-mam-mam-mam…»

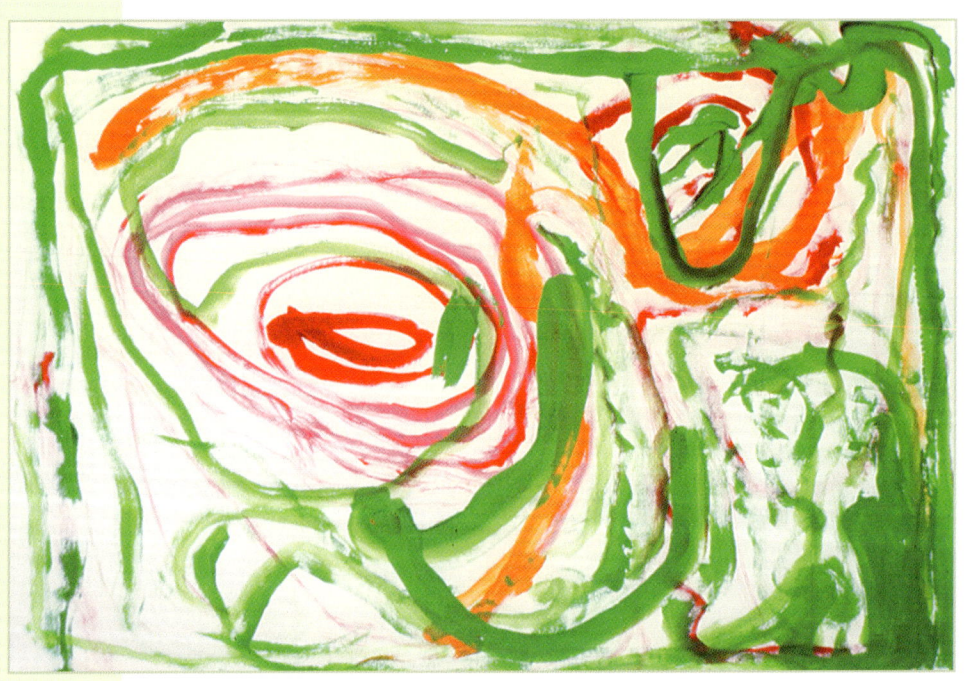

«nam-nam-nam-nam-nam…»

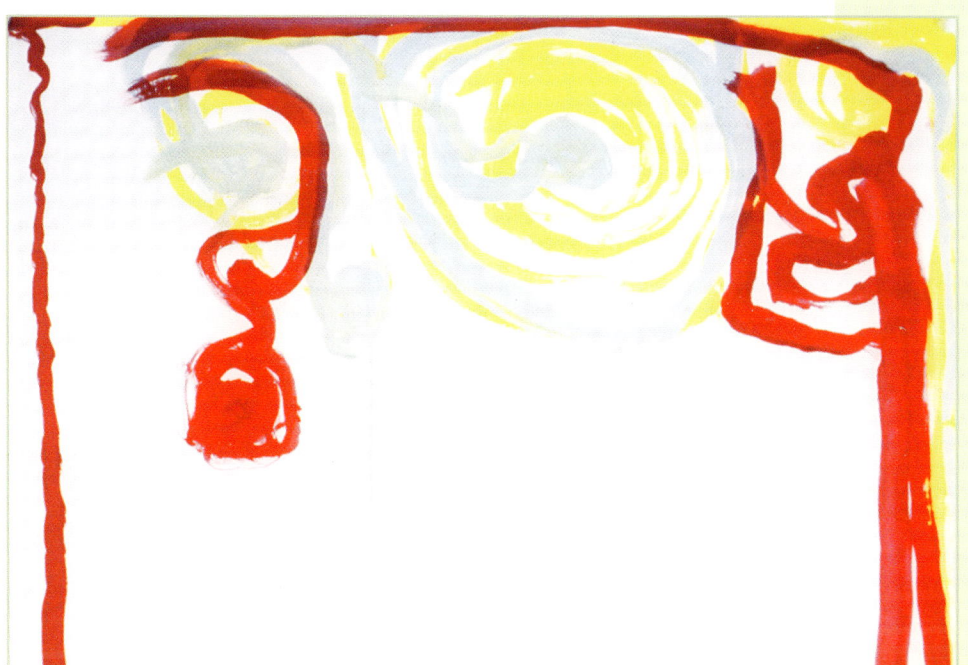

«hamam-hamam-hamam…»

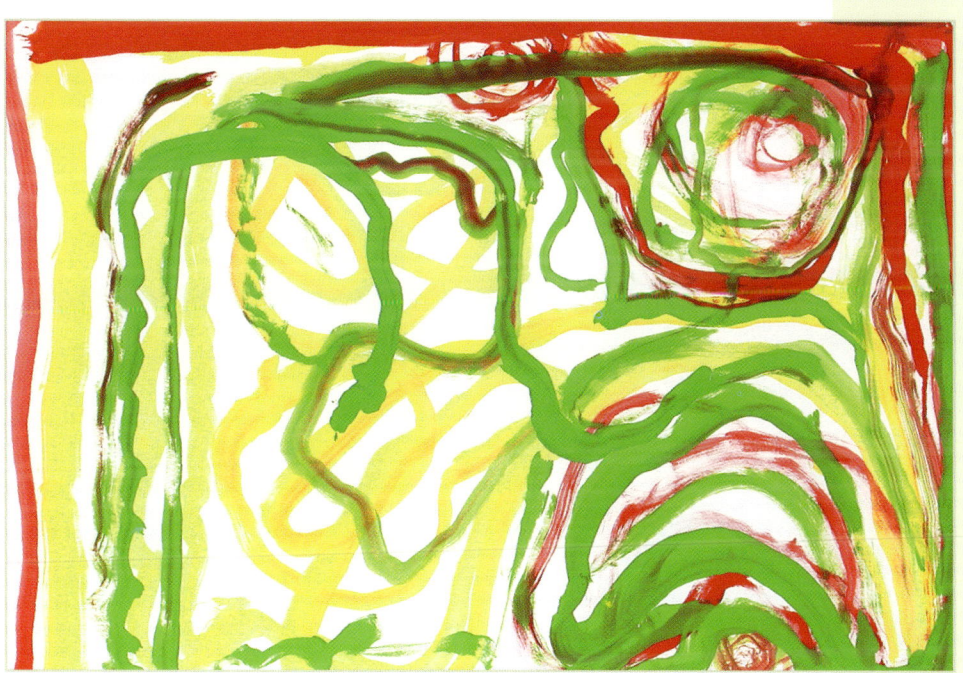

«hmm-hmm-hmm-hmm…»

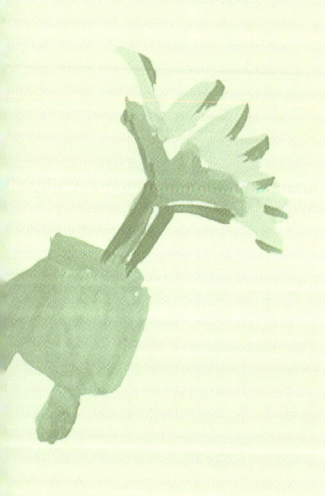

Das Vergessene

Die nachfolgenden Bilder wurden von einem 65-jährigen Mann gemalt. Er besuchte das Malatelier ungefähr ein Jahr lang. Seine fortschreitende demenzielle Erkrankung verunmöglichte ihm weitgehend, sich verbal mitzuteilen, da er an schweren Wortfindungsstörungen litt. In der Beziehung zu mir zeigte er sich sehr scheu und vorsichtig. Schnelle Bewegungen und unklare Äußerungen meinerseits ließen ihn verwirrt und in ängstlicher Körperhaltung verharren. Hingegen war der Zugang zum Malmaterial noch weitgehend intakt, und er bediente sich mit wenig Hilfe selbstständig an Farben und Pinseln. Er bestand darauf, ohne meine Begleitung seine schon mit mehreren Farben verschmutzten Pinsel zu gebrauchen. Dadurch vermischten sich die für alle Malenden so schön angeordneten Farbtöpfchen, aber Einmischung und Hilfe von mir verletzten seine Würde, und ich musste ihn gewähren lassen.

Einige seiner Bilder erzählen von einem traumatischen Unfallerlebnis. Seine Erkrankung verhinderte, dass er sich an das belastende Erlebnis wirklich erinnern konnte und eine psychische Verarbeitung möglich gewesen wäre. Er wünschte sich sehnlichst, «schöne» Bilder zu malen, aber statt dessen drängten sich ihm über Wochen Szenen des Autounfalls auf, der ihn so erschüttert hatte. Indem er dem namenlosen Schrecken Farbe, Bewegung und Gestalt gab, befreite er sich allmählich doch von seinen ständig wiederkehrenden inneren Bildern. Im Laufe der Zeit fand er zu einer Versöhnung und konnte endlich die ersehnten «schönen» Bilder malen.

Die Arbeit mit ihm zeigte deutlich, wie tief Erfahrungen im Körper- und Zellgedächnis gespeichert werden, obwohl sie intellektuell nicht mehr abrufbar und zugänglich sind. Während dieser schwierigen Zeit war eine enge Zusammenarbeit mit den betreuenden Personen seiner Wohngruppe nötig, um ihn angemessen zu begleiten. Gemeinsam prüften wir nach jeder Malsequenz seine Befindlichkeit und wogen ab, wie weit er auf Schutz vor Reizüberflutung und Sicherheit durch uns angewiesen war.

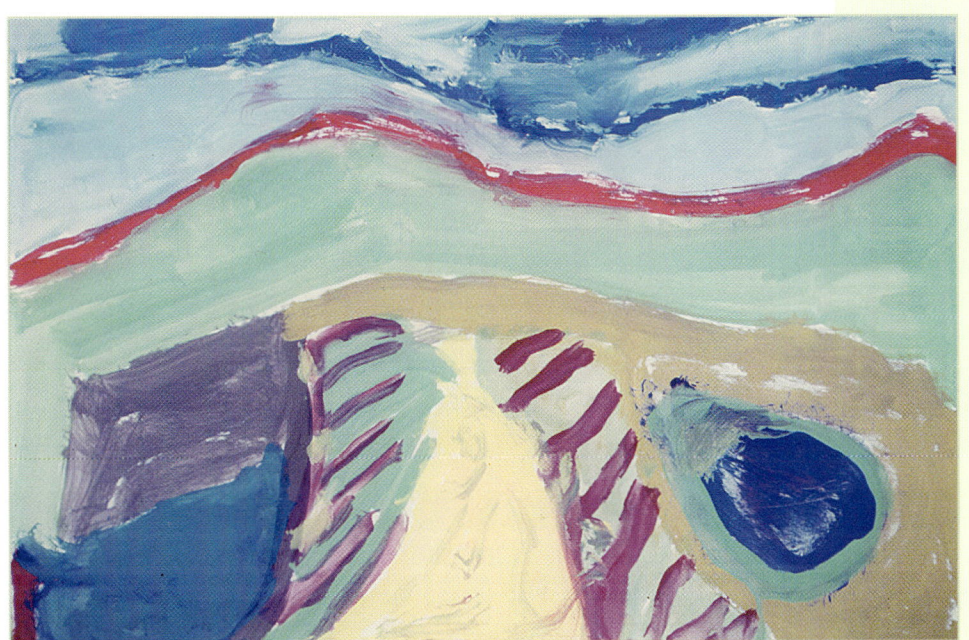

«Da, die Straße…»

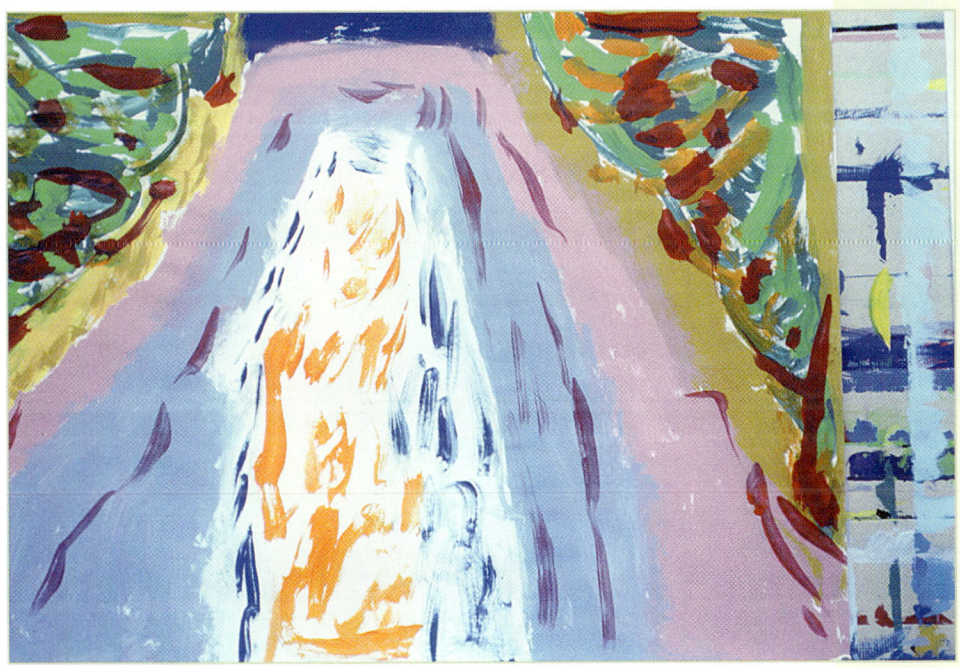

«Nicht gut, nein!»

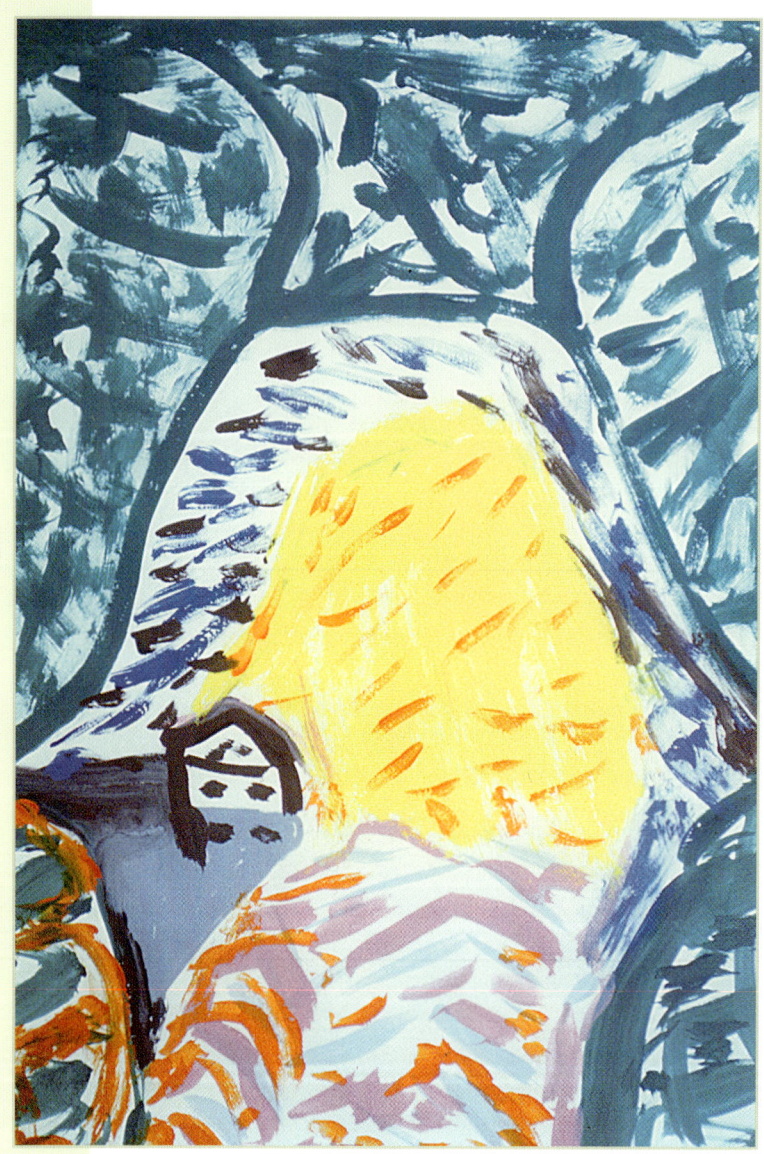

«Nein, nein, nicht!»

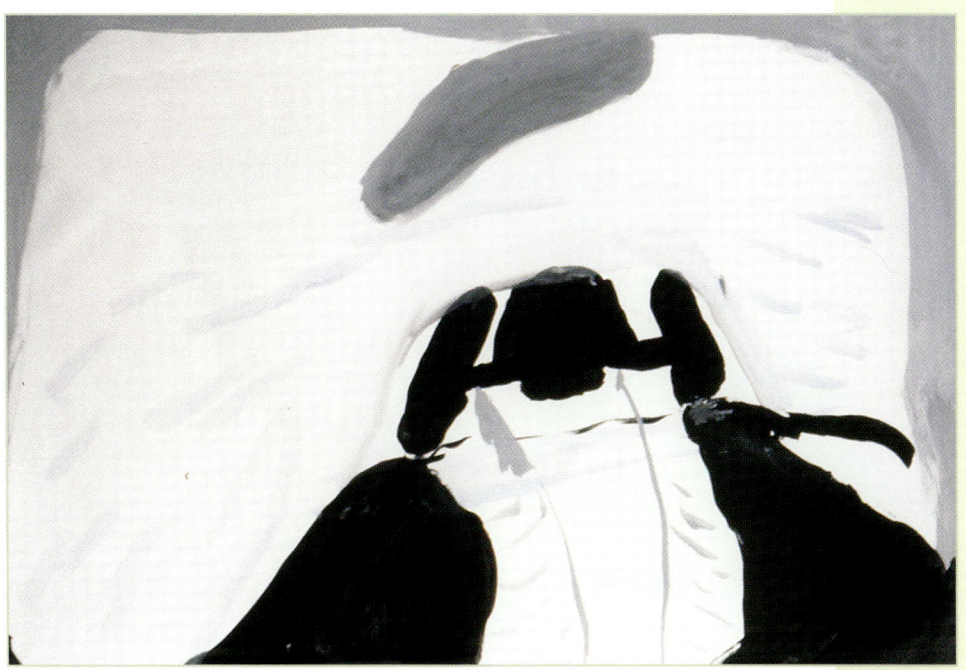

«Schnell, viel zu schnell…»

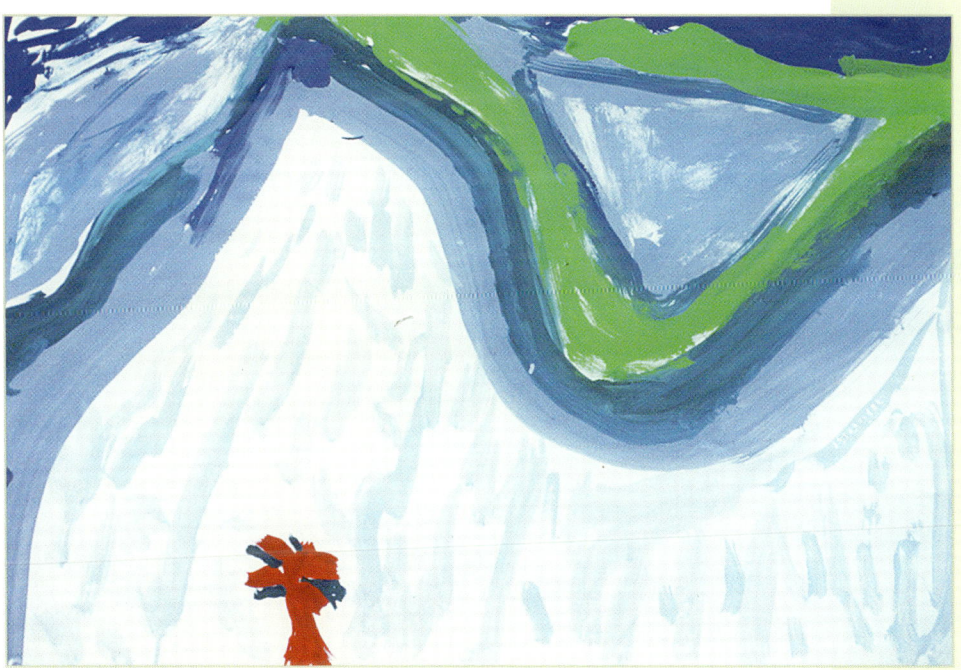

«Ganz traurig, ganz tot – schau, schau.»

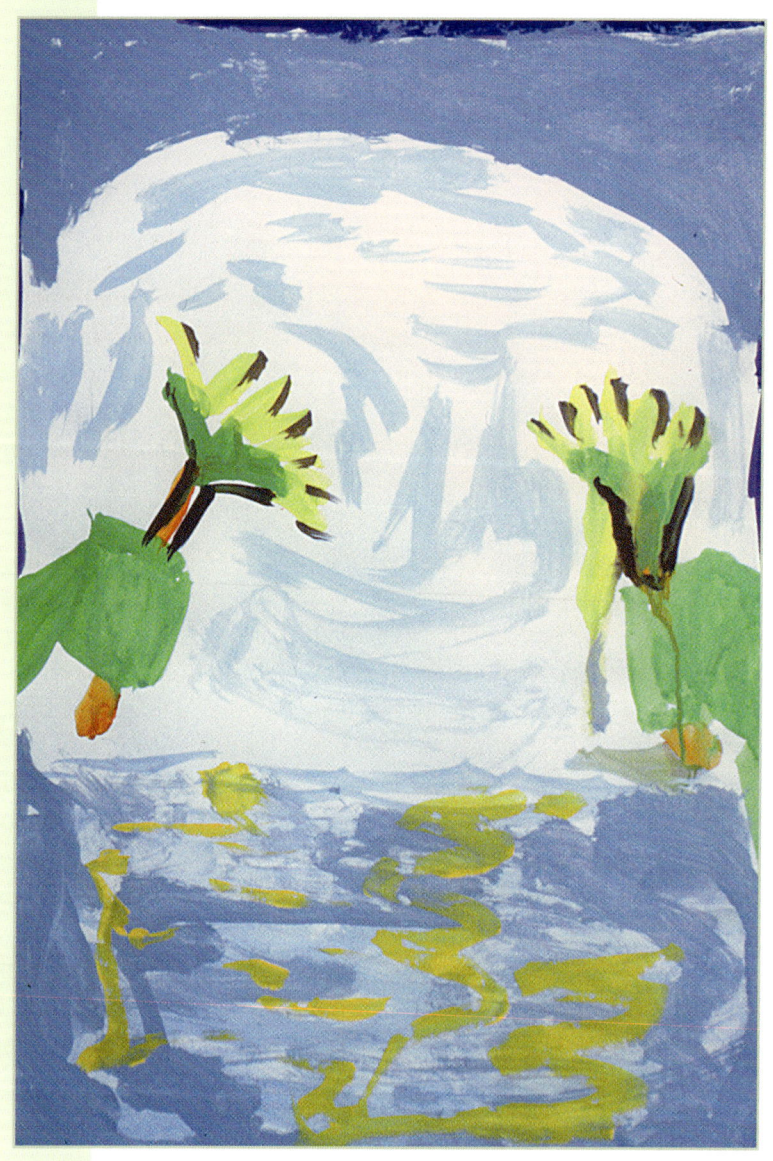

«Soo, nun ist gut.»

Das Wahnhafte

Die nachfolgende Malerin besuchte in hohem Alter das Malatelier. Sie litt an wahnhaften Vorstellungen und Angstzuständen, war aber kaum vergesslich. Daher konnte sie figurativ und thematisch an einem Malthema bleiben.

Sie war sich des Freiraumes und Schutzes im Atelier bewusst und benutzte das Malen, um aktuelle Schwierigkeiten mit ihren MitbewohnerInnen und betreuenden Personen anzugehen und zu verarbeiten. Oft sagte sie zu mir: «Da haben Sie es nun! Sie sagten ja, ich dürfe malen, was ich möchte. Jetzt müssen Sie das halt aushalten.»

Zur Verdeutlichung des Bildinhaltes benutzte sie oft die Schrift. Das Malen half ihr, ihrer großen Verwirrung ein Gesicht zu geben. Die zwanghafte Ordnung in ihren Bildern brauchte sie, um dem Chaos Einhalt zu gebieten. Wenn sie das Wahnhafte darstellte, bannte sie für einige Zeit dessen Kraft und Magie.

Malen war für sie eine Möglichkeit, zu sich und zur Ruhe zu finden. Sie wurde für eine Weile liebevoller und nachgiebiger mit sich. Hatte sie ein Bild beendet, wünschte sie mich nahe bei sich, fasste meine Hände und streichelte sie, dabei offenbarte sie ihre Gefühle, welche durch das Malen ausgelöst wurden. Stimmte ein Bild sie sehr traurig, wie das Darstellen der Todesahnung, so nahm sie das stille Bei-ihr-Sitzen und Streicheln der Hände gerne an und ließ sich durch unsere Nähe und Verbundenheit trösten und besänftigen.

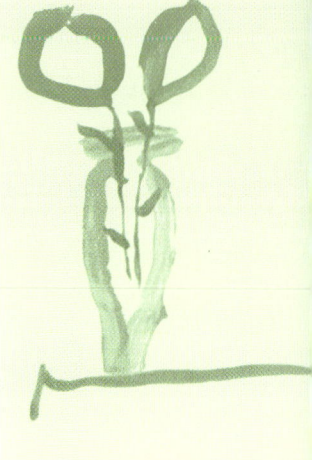

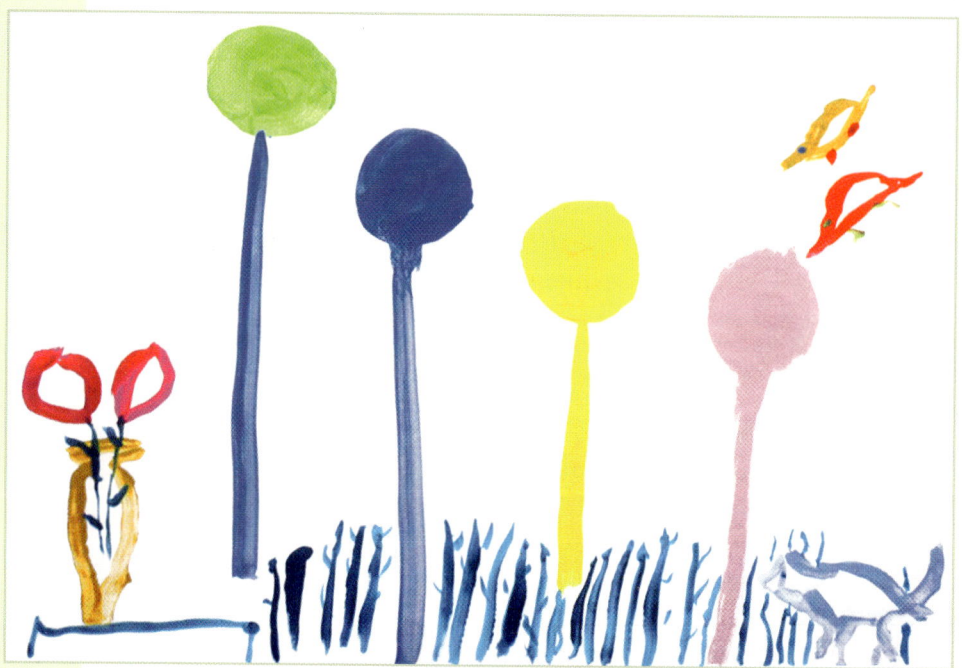

«Schau mal, Ballone werden von Vögeln gepickt, und die Katze liegt auch schon auf der Lauer.»

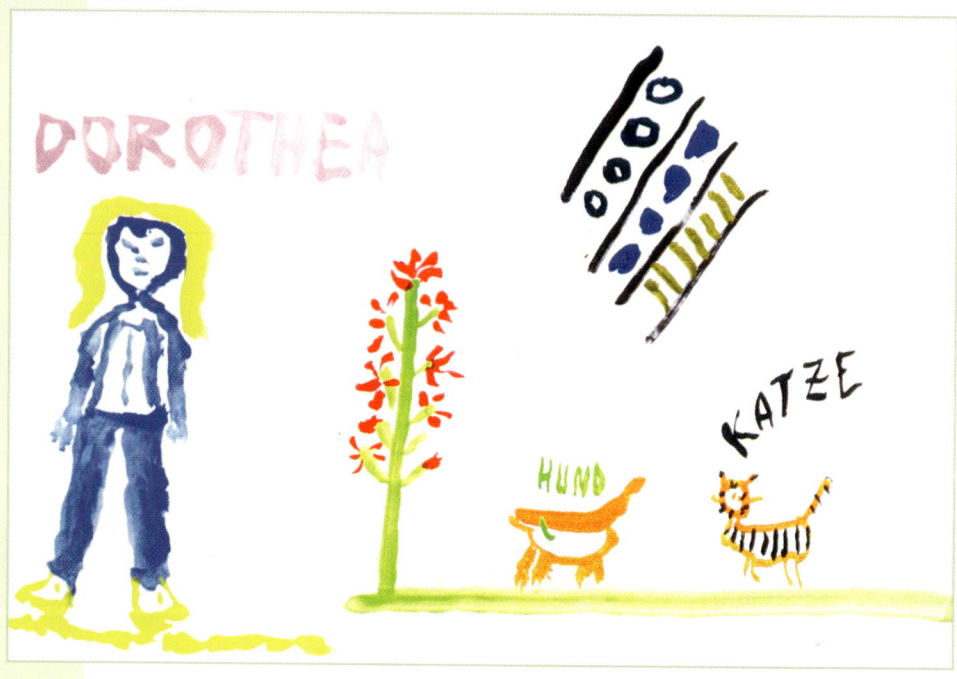

«Ich hatte Streit mit dieser dummen Frau da. Wie Hund und Katz, die vertragen sich auch nicht.»

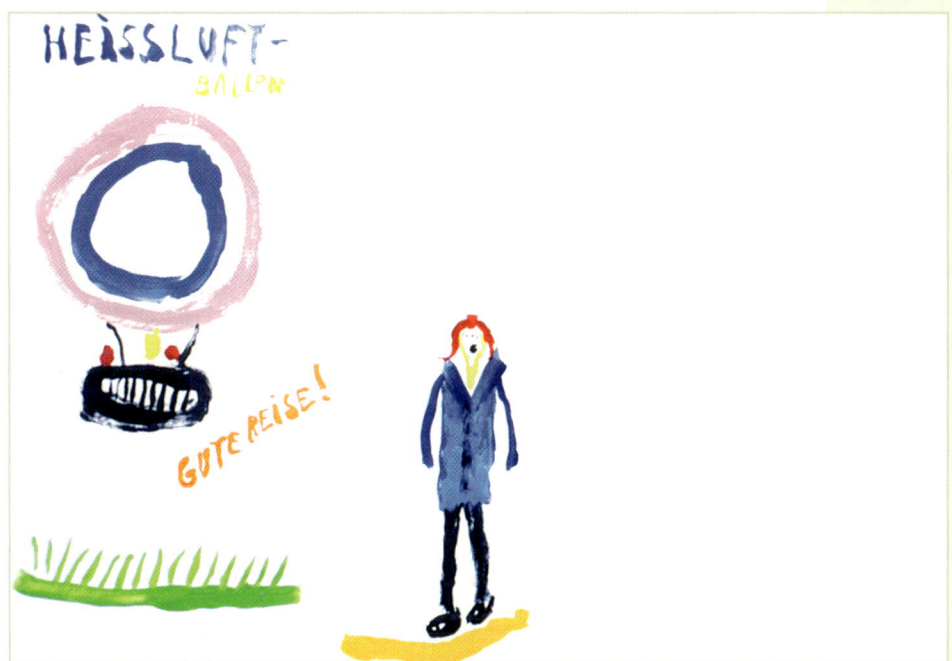

«Manchmal möchte ich wegfliegen wie der Luftballon. Siehst du, ich habe dich gemalt, du rufst: Gute Reise!»

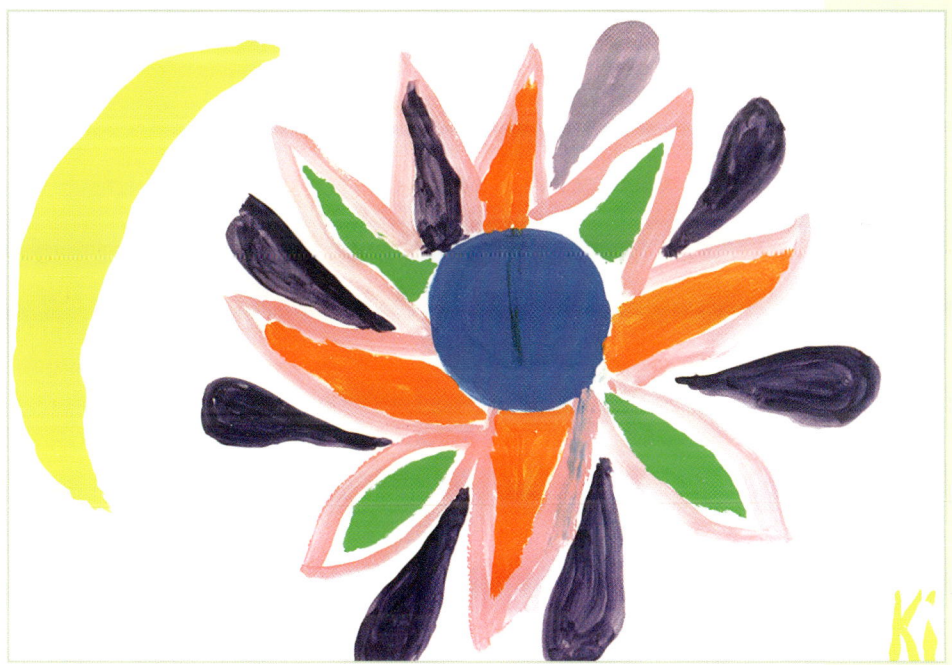

«Sonnenblume und Mond. In der Mitte ich.»

Das Lied vom Blau

Die nachfolgende Geschichte möchte ich «Der Blaue Mantel des Vergessens» nennen; sie erzählt ergänzend zu den Bildern von Frau W.

> Blau Blau Blau,
> Blau ist meine schönste Farbe,
> Blau Blau Blau,
> Blau ist meine liebste Farbe,
> Blau Blau Blau,
> Blau ist alles, was ich habe.

Mit diesem kleinen Lied begrüßte Frau W. mich und die kommenden Malstunden. Ihre Augen leuchteten kornblau. Ihre wollene Jacke war in einem satten Aquamarinblau gestrickt, der Jupe in einem sanften Kobaltblau, und die sorgfältig gebürsteten Schuhe glänzten dunkelblau. Es überraschte daher nicht, dass Frau W. mit blauer Farbe beinahe alle ihre Bilder malte.

Blau, das bedeutete SIE!

> Frau W.: «Blau, das bin ich, ich bin meine Farbe.»
>
> Ich antwortete: «Sie sind die Frau mit den blauen Augen.»

Ihre Augen blitzen vor Freude und Wiedererkennen auf, und liebevoll berührte sie meine Hände. Frau W. vergaß im Laufe der Zeit die Namen, später selbst ihren, dann verschwand die Fähigkeit zum Schreiben, und danach wurde das Lesen unmöglich, weil die Worte ihren Sinn und Zusammenhang verloren. Während der letzten Malstunden war es für sie auch schwierig, sich mit Worten verständlich zu machen und auf diese Weise mit mir zu kommunizieren. Sie erkannte das Malatelier nicht mehr und vergaß ebenso, an wen mein Gesicht sie erinnern könnte. Dennoch begrüßte sie mich stets strahlend.

Eines Tages, als eine verbale Kommunikation noch bedingt möglich war, fragte ich sehr ungeschickt: «Erinnern Sie sich an mich? Bin ich Ihnen vertraut?»

Frau W.: «Wenn ich ganz offen sein darf, nein, ich habe keine Ahnung, wer Sie sind!»

Ich: «Und doch begrüßen Sie mich so herzlich. Ihre Offenheit ist bewundernswert. Wie vertrauensvoll Sie nur auf mich zugehen!»

Frau W.: «Es braucht keinen Mut, denn ich schaue in Ihre Augen und in Ihr Gesicht, dann weiß ich, dass ich am richtigen Ort bin.»

Wir fassten uns an den Händen, sangen gemeinsam ihr Erkennungslied und wiegten uns einige Schritte zur Melodie.

Im vertrauten Ritual malte sie mit kleinen, sorgfältigen Pinselstrichen zarte Gebilde, die sie an kleine Osternestlein und Nähkörbchen erinnerten. Flüsternd erzählte sie von ihrer Kindheit in einem ländlichen Weiler. Erzählte vom Fluss, der im Tal bei Unwetter über die Ufer trat, und von den unzähligen kleinen Arbeiten, die ein Kind ihrer Umgebung und Generation zu bewältigen hatte. Das Malen begleitete sie leise mit ihrem Lied vom Blau. Dann begann sie mit Goldfarbe und dem feinsten Pinsel ihr Lied zu schreiben, «bevor es nicht mehr da ist». Es traf sie bitter, dabei erfahren zu müssen, dass die Buchstaben ihren Sinn verloren hatten und sie ihr Lied nicht mehr niederschreiben konnte. Sie weinte, wurde zornig und zuletzt sehr deprimiert und in sich gekehrt. Einige Wochen später vergaß sie ihren Wunsch, und so nahm sie erneut die blaue Farbe, um weiterhin mit kleinen Strichen ihre «Nestlein» zu malen.

Als Frau W. ihren nahen Tod wahrnahm, wurde sie einige Zeit sehr traurig. Klein und verloren saß sie vor dem Malblatt. Leise summte sie ihr Lied, blickte nur auf, wenn ich nahe zu ihr trat und das Summen mit ihr teilte. Dennoch wagte ich es immer wieder:

«Ihre Augen sind so blau wie ein Feld voller Kornblumen. Sie strahlen wunderschön.»

Tief versanken ihre Augen in meinen, und nun leuchteten sie wie ein tiefer Bergsee. Als der Tod sehr nahe kam, fröstelte sie manchmal am ganzen Körper, und sie blickte sich erschreckt um, so als nähme sie etwas Unheimliches wahr. So gerne hätte ich Frau W. ein wenig Schutz und Trost gespendet, spürte aber, dass sie dabei unter keinen Umständen in ihrem Abschiednehmen gestört und abgelenkt werden durfte.

Zu Hause fand ich einen weichen blauen Umhang, den ich mitnahm und um ihre Schultern legte, wenn die Todeskälte sie streifte. In ihren blauen Umhang gehüllt, erinnerte sie an unzählige Marienstatuen: «Maria, von einem weichen und tiefen Himmelsblau umgeben». Sanft wiegte und schaukelte sie sich, und das weiche blaue Tuch spendete ihr ein wenig Schutz und Wohlbehagen.

Selten entstand in meiner Arbeit eine so vollständige Identifikation mit einer Farbe, und niemals sonst vermochte eine Farbe so viel Trost und Besänftigung zu spenden.

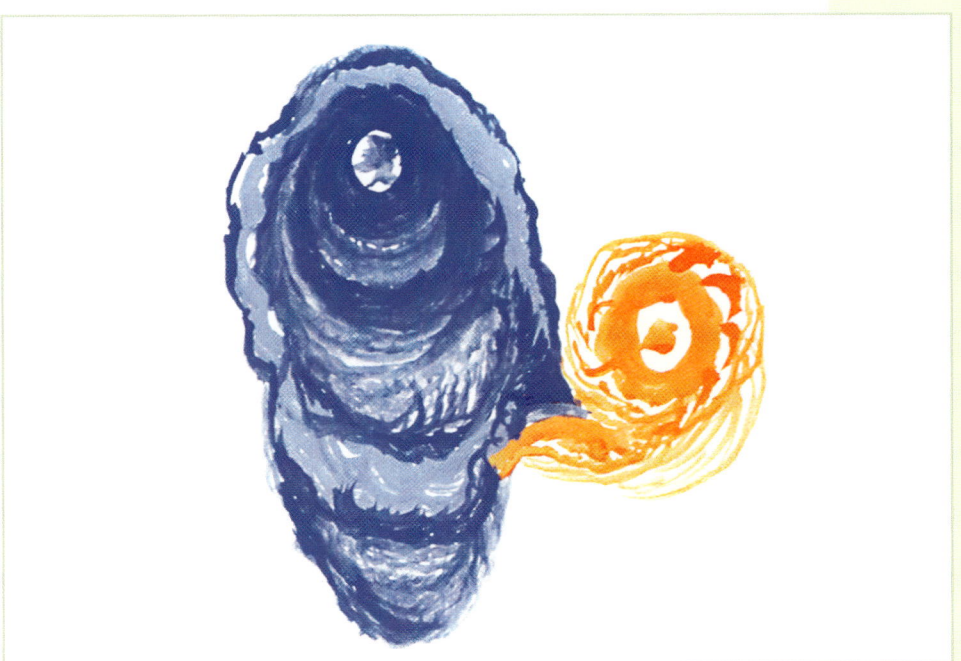

«Schau, nun ist's zusammengekommen.»

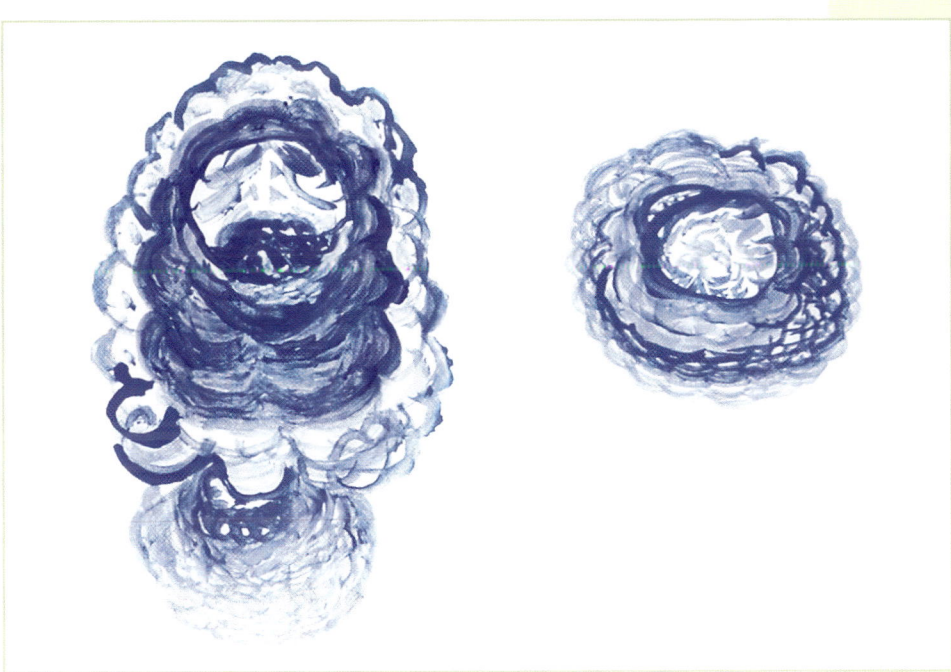

«Nähkörbchen, mei kleine Nähkörbchen.»

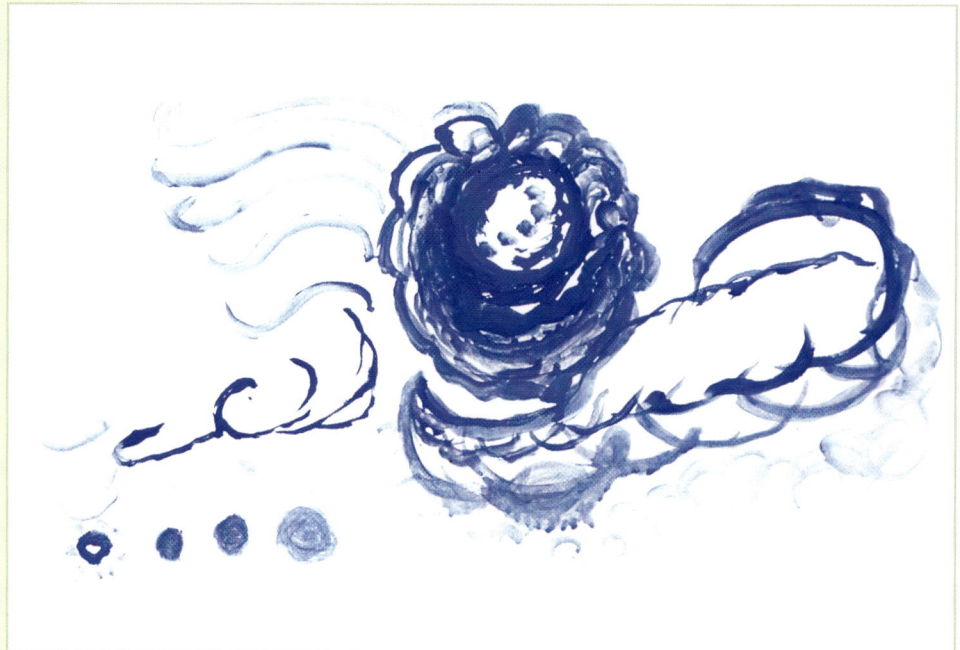

«Man könnte es so lassen, was denken Sie,
… es könnte, … nichts!»

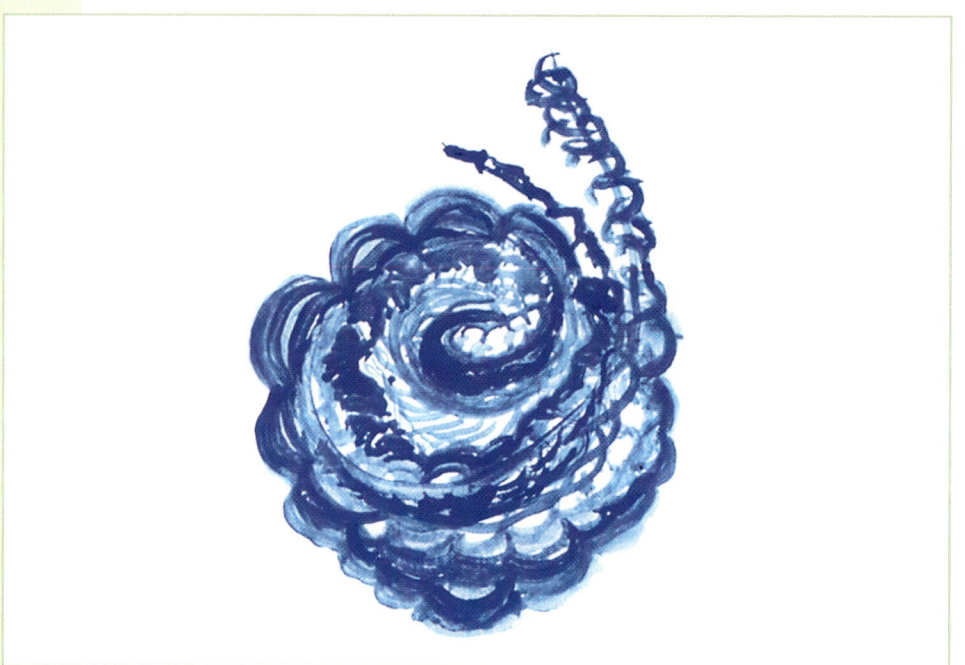

«Ein Osternestlein – innen war da ein Nestlein.»

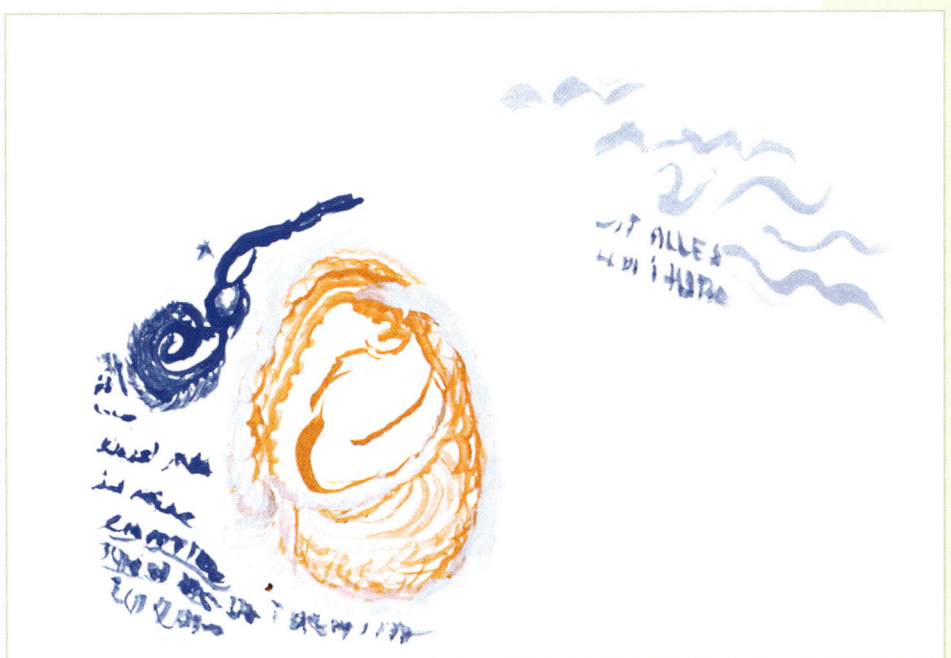

«Ich will's schreiben, bevor's nicht mehr da ist.»

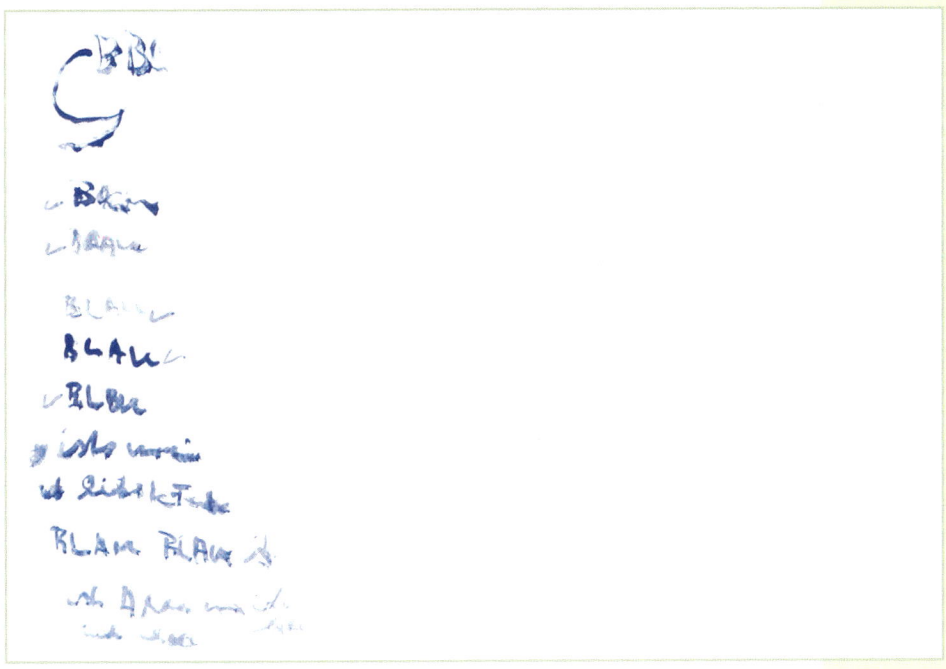

«Blau, Blau, Blau, Blau ist meine..., nein;
Blau ist die… ach…, geht nie mehr!»

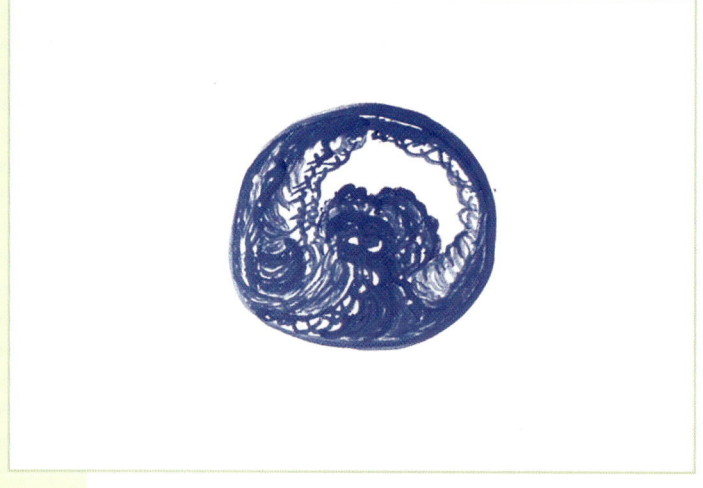

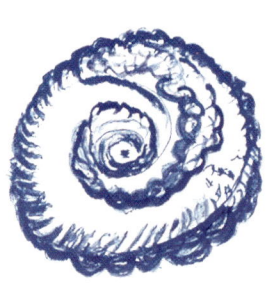

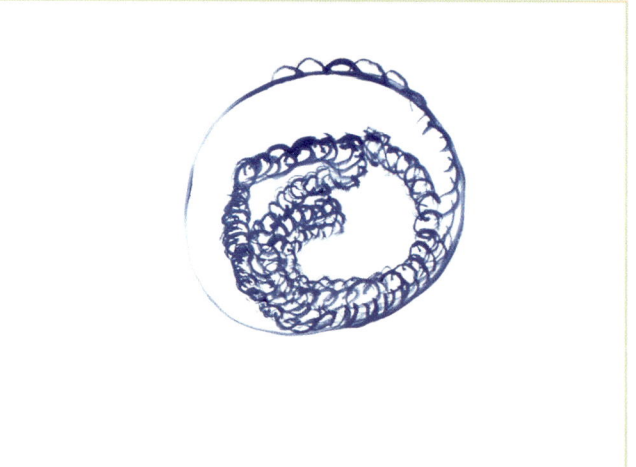

«hm hm hmm, hm hm hm hm hm hmm…»

Das Geschriebene

Sprechen können, lesen und schreiben als Mittel zur Begegnung, Verständigung und Mitteilung ist ein tiefes Bedürfnis und schützt uns vor Vereinsamung. Demenzkranke Menschen verlieren im Verlauf ihrer Krankheit die kognitive Fähigkeit, sich auf diese Weise mitzuteilen. Worte, Sätze, ja ganze Abschnitte verlieren an Sinn und Zusammenhang und verschwinden mit der Zeit sogar vollständig.

Gefühle aktivierendes, sinnes- und körperorientiertes Malen kann Empfindungen wie Heimweh und die Sehnsucht nach geliebten Menschen und Orten auslösen, und es wird nochmals getrauert, vermisst und gesucht. Im Malatelier werden deshalb immer wieder «Briefe» geschrieben, in denen tiefe Gefühle ausgedrückt werden. Ein Mann formulierte sein Bemühen so: «Also einmal muss es doch gesagt werden, damit es gilt und wahr ist.» Es sind Mitteilungen an die Mutter, den Vater, den Ehepartner oder an die Kinder.

Die unermüdlichen Versuche, das Wort und die Schrift als kommunikatives Mittel zu gebrauchen, und die Verzweiflung, wenn die einzelnen Worte nicht mehr in einem Zusammenhang stehen oder lesbar sind, treffen mich immer wieder tief.

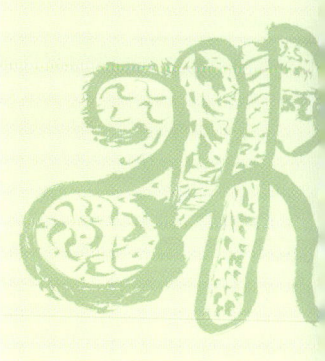

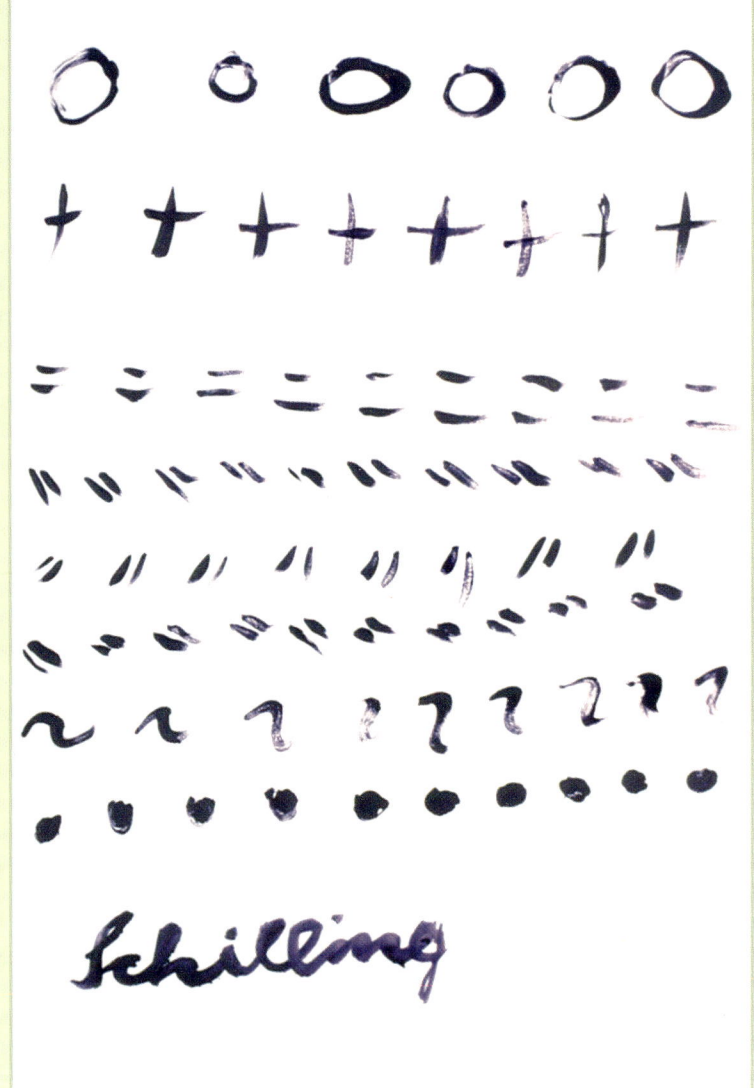

«Alles gehört zum Leben!
Was wollte ich gerade schreiben?»

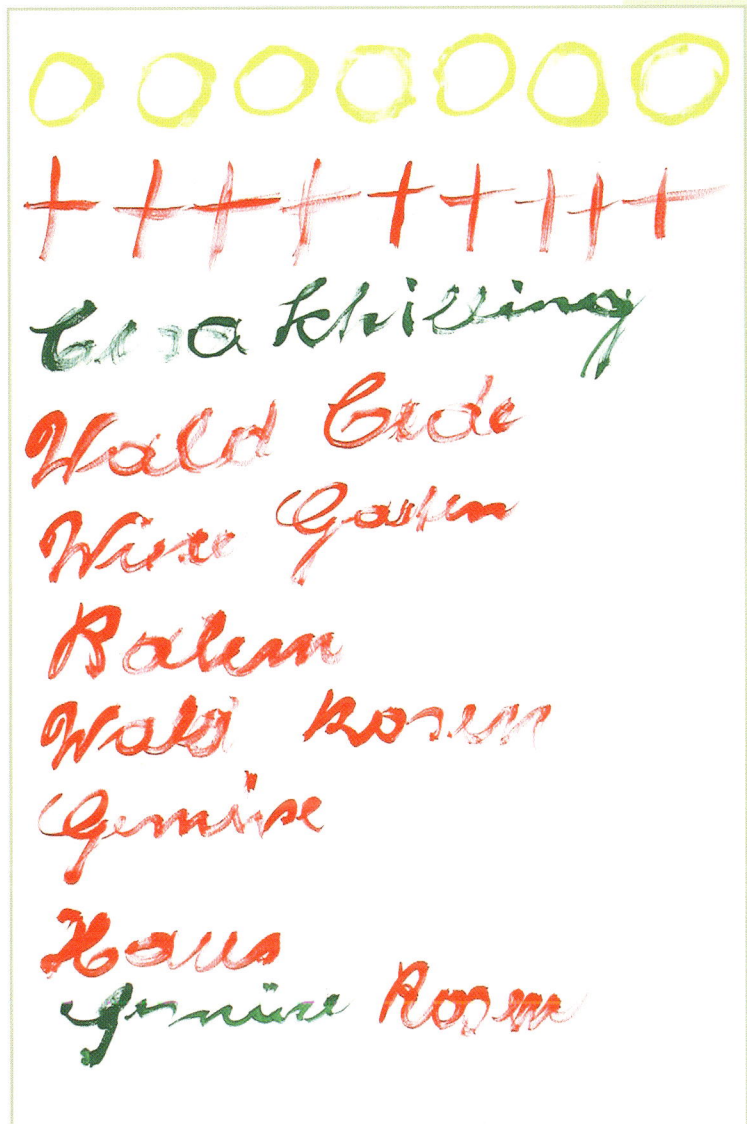

«Muss noch einkaufen: Rosen, Gemüse, ähm…»

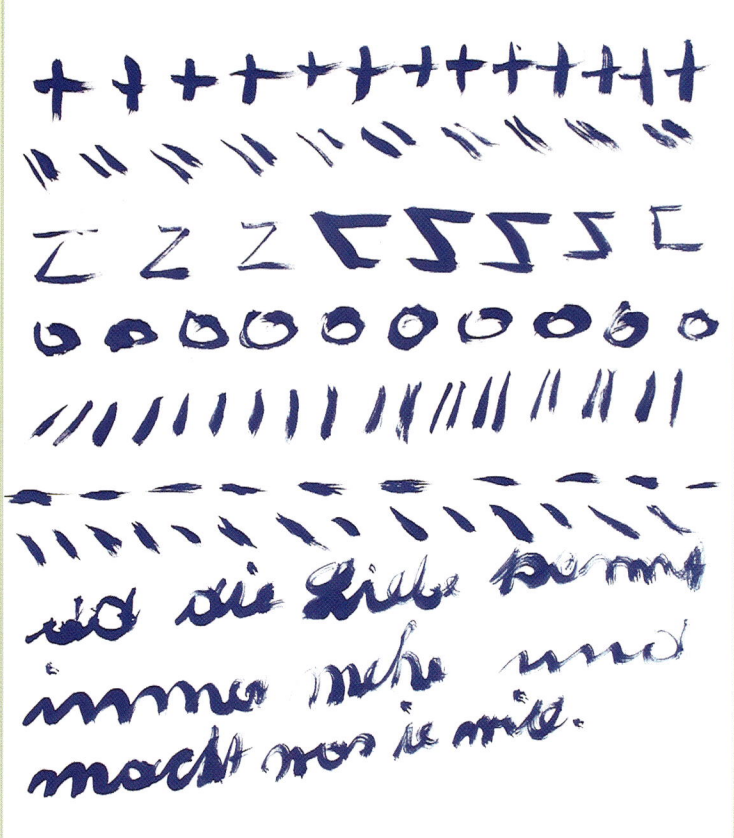

«Und die Liebe kommt immer mehr und macht, was sie will.»

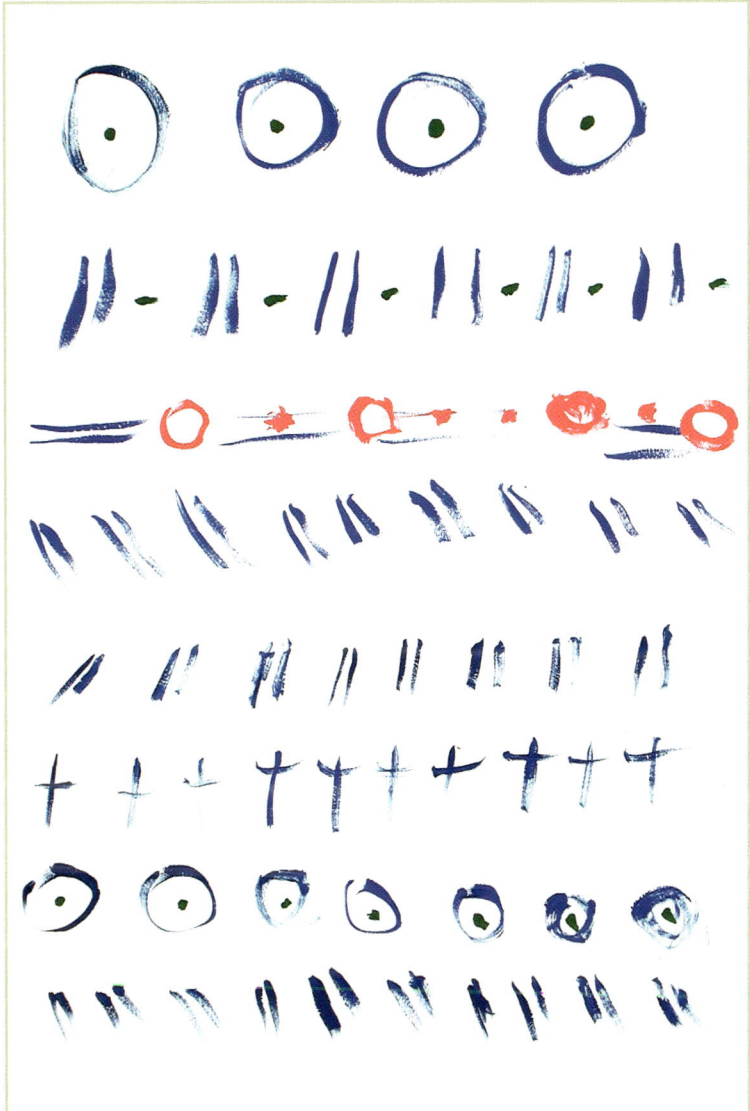

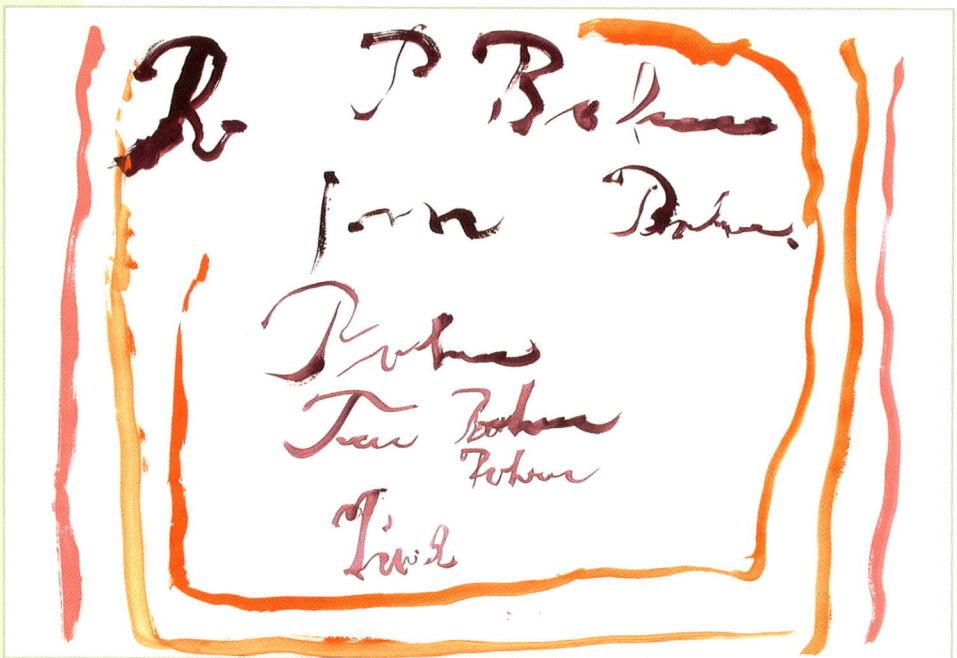

«Bring den Brief meinem Sohn, dem Max!»

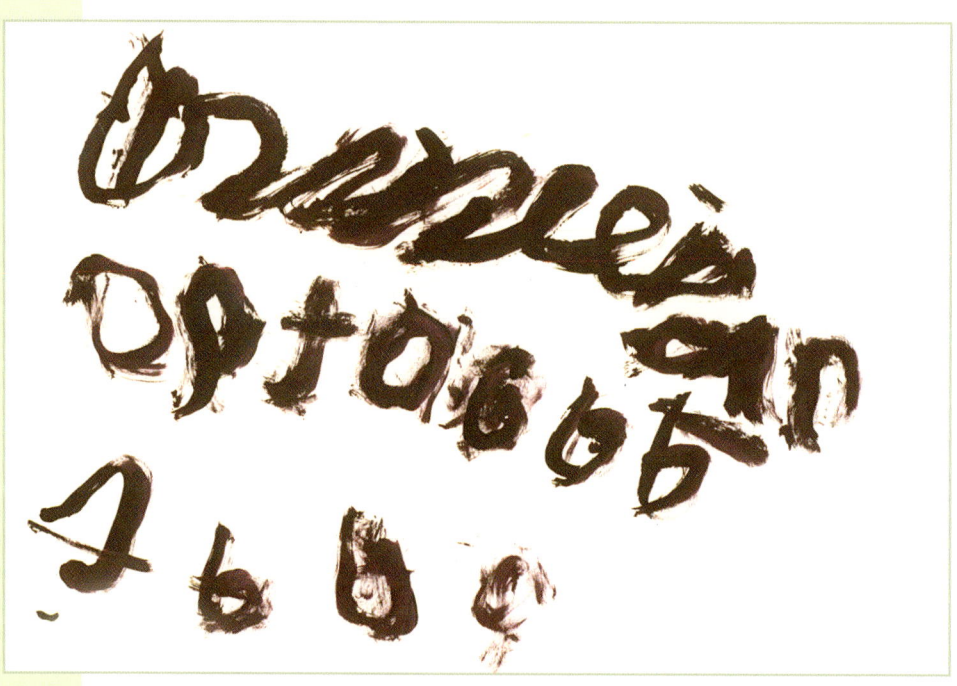

«In Russland, alle Gronte, äh …brennen, hm, rot-heiß!»

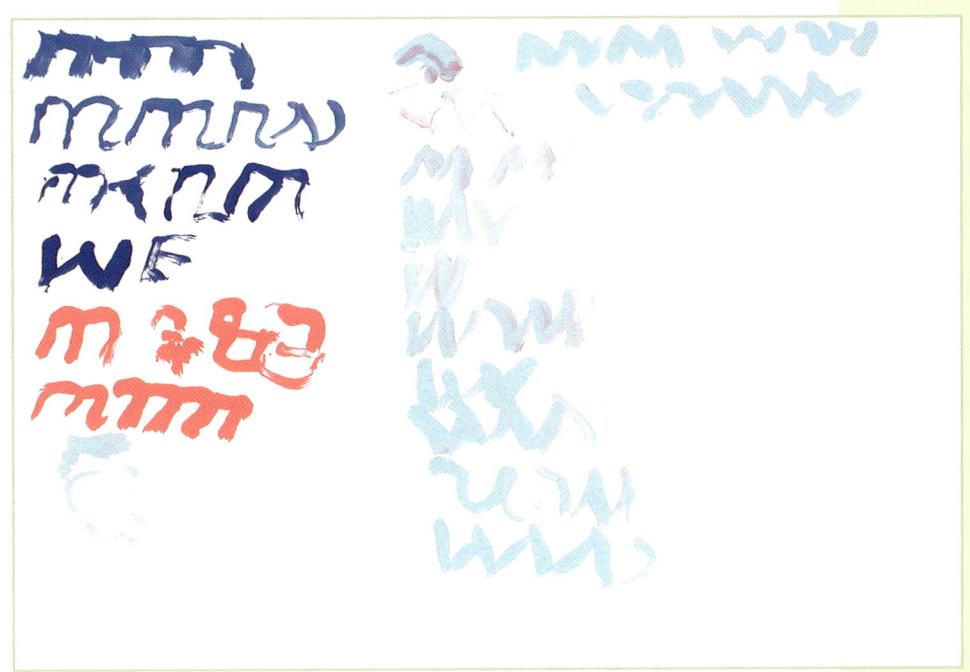

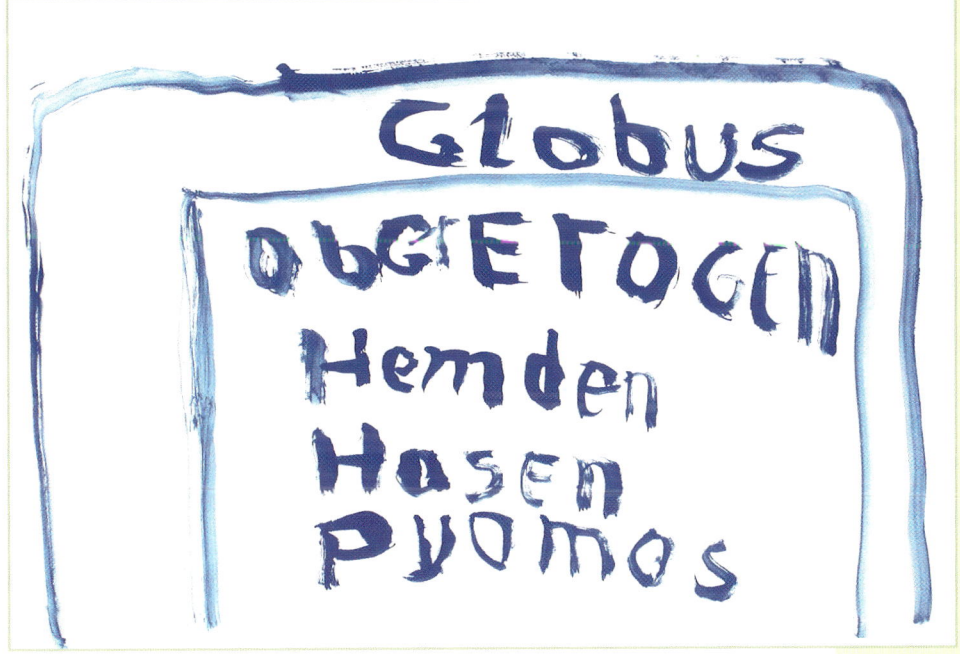

«Die faulen Weiber schwatzen den ganzen Tag, muss alles selber machen!»

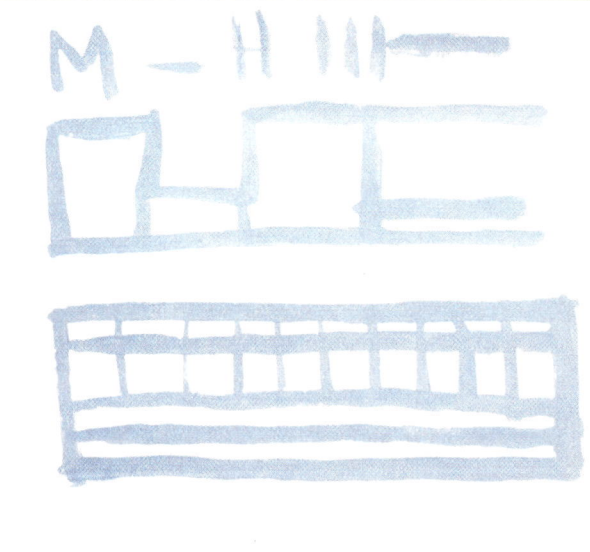

«Nein, ich will nach Hause…»

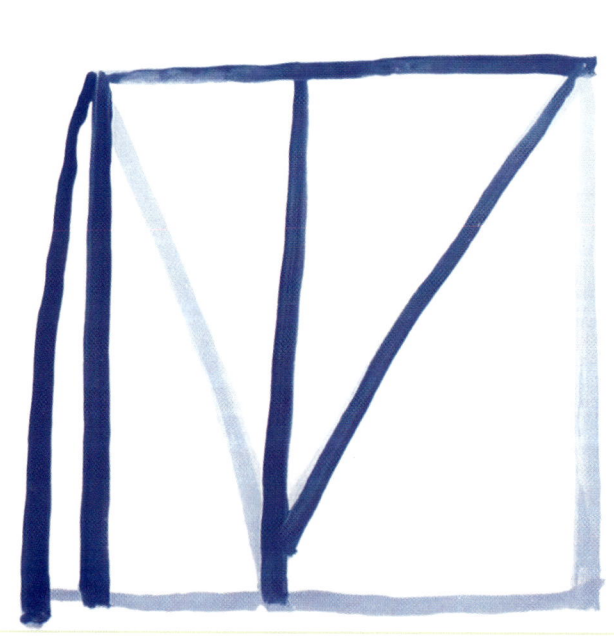

«Angst, soo viel Angst…»

Das Mystische

Diese letzten Bilder erzählen von tiefen religiösen und mystischen Erfahrungen. Es sind Bilder «verwirrter», zum Teil hochbetagter Menschen, in denen Todesahnungen, das Loslassen und Abschiednehmen ausgedrückt werden. Solche kaum fassbaren Empfindungen werden nur im letzten Lebensabschnitt gemalt, dann, wenn die Zeit naht und der Tod winkt. Dann kann das Bedürfnis wachsen, sich auch malend vom Leben zu verabschieden.

Solche Momente sind sehr behutsam und anteilnehmend zu begleiten. Die Sensibilität und Verletzlichkeit ist bei solchen Malthemen besonders groß. Ich finde kaum Worte, die ausdrücken würden, was es denn ist, dieses Wahrnehmen des nahen Todes. Ist es eine Stimmung/Schwingung im Raum, ein schwer fassbares Spüren des sich leise Entfernens und nicht mehr so präsenten Daseins? Schauen die Augen vielleicht weiter als gewohnt durch den Raum, scheint die Haut transparenter und kühler? Eine Frau nannte es einmal eine «Kälte, die von tief innen kommt». In solchen Stimmungen sind die Malenden ganz besonders bedürftig und schutzlos.

Wohl auch, weil diese Stimmung in mir körperlich und seelisch anklingt, möchte ich ihnen vermitteln, dass sie nicht alleine und verlassen sind. Jede Not darf gezeigt werden, wie schwer sie auch immer ist und ohne sie zu hinterfragen. Solche Momente machen noch bewusster, dass jede Begegnung die letzte sein kann und dass nichts verdrängt und auf morgen verschoben werden darf. Es könnte dann für wichtige Anliegen endgültig zu spät sein.

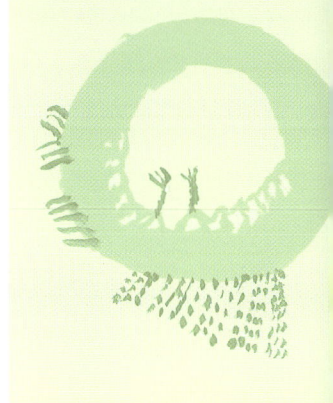

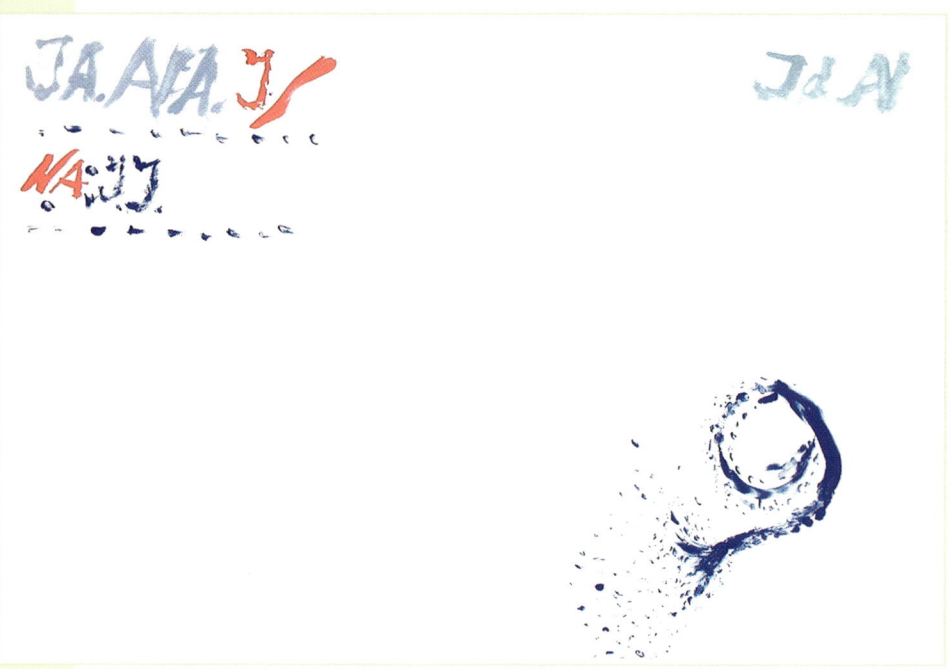

«Psst, ganz leise – sonst fliegt es weg!»

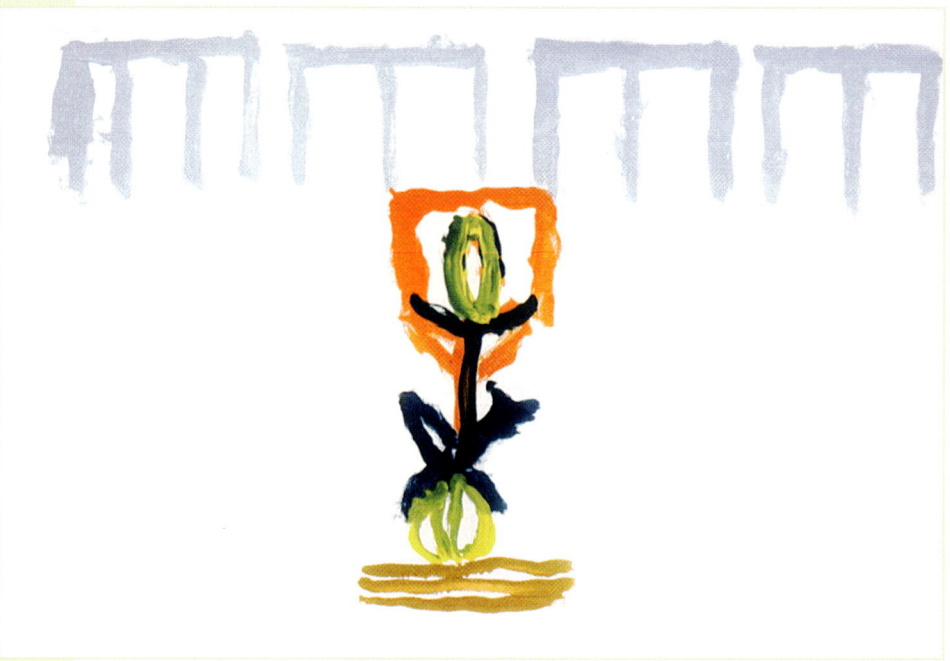

«Bist du da, heilige Maria?»

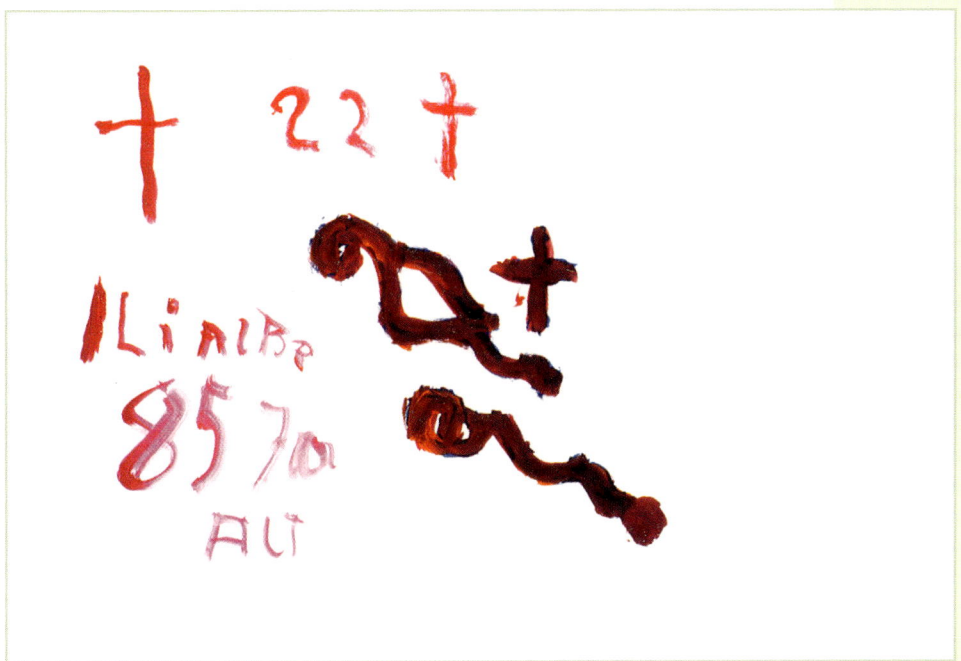

«Zürich; Rot-Blau, niemand ist gestorben, niemand.»

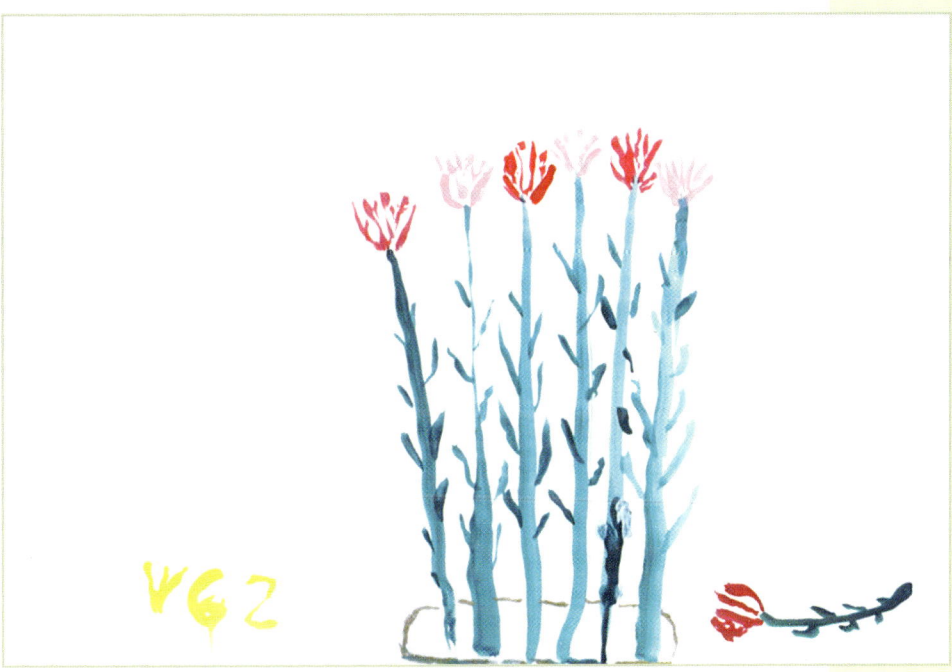

«Schau, Nelken habe ich gemalt! Eine hat keinen Platz mehr gefunden. Sie verwelkt! Ich werde bald sterben, so wie diese Blume.»

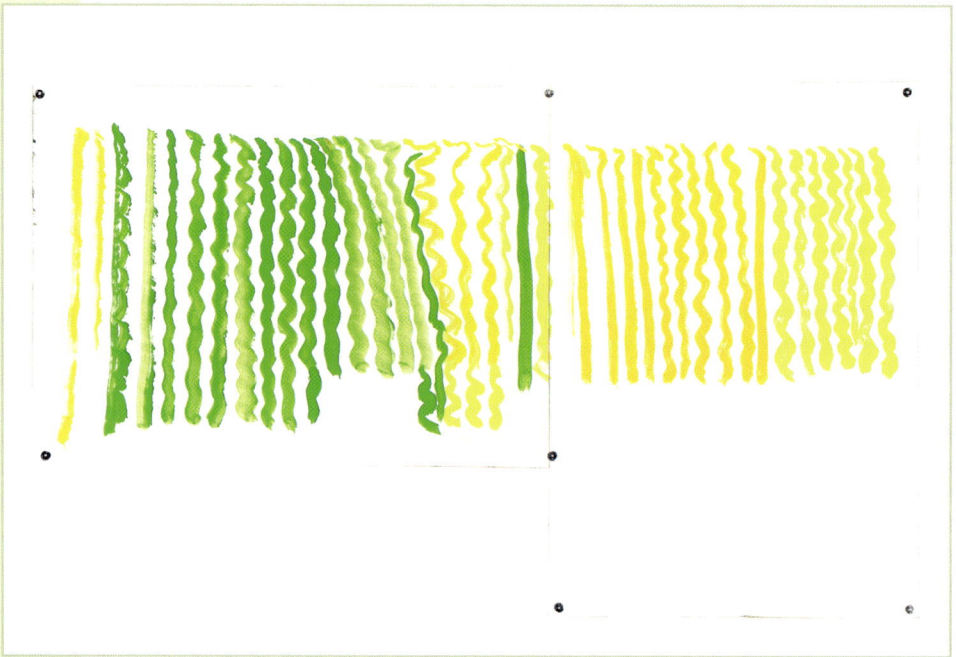

«Schau, sooo hell!»

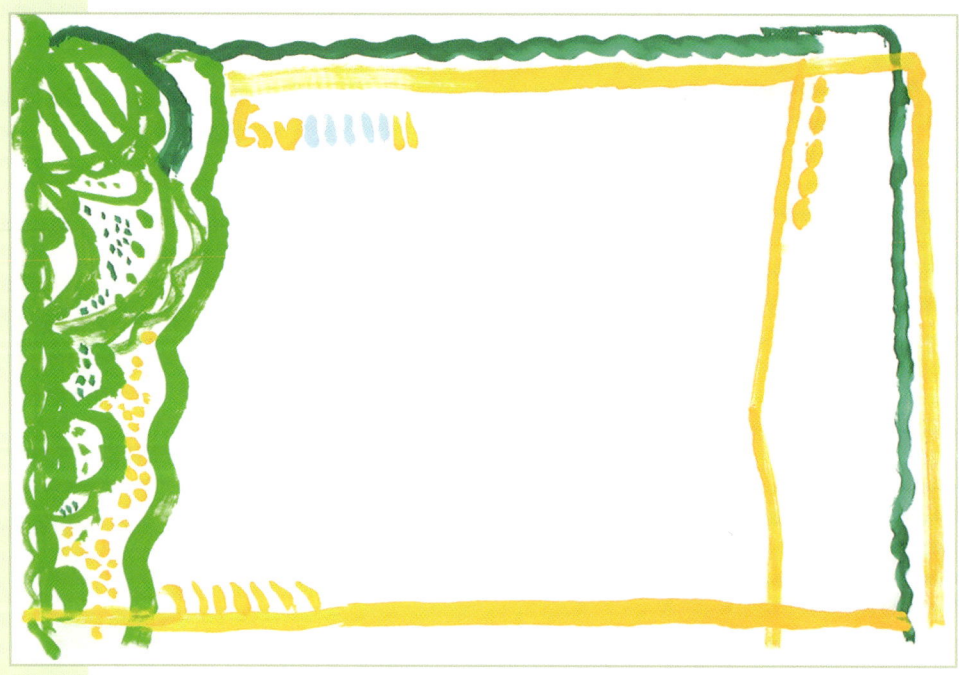

«Schon beinahe nichts mehr. Es tut weh, alles loszulassen.»

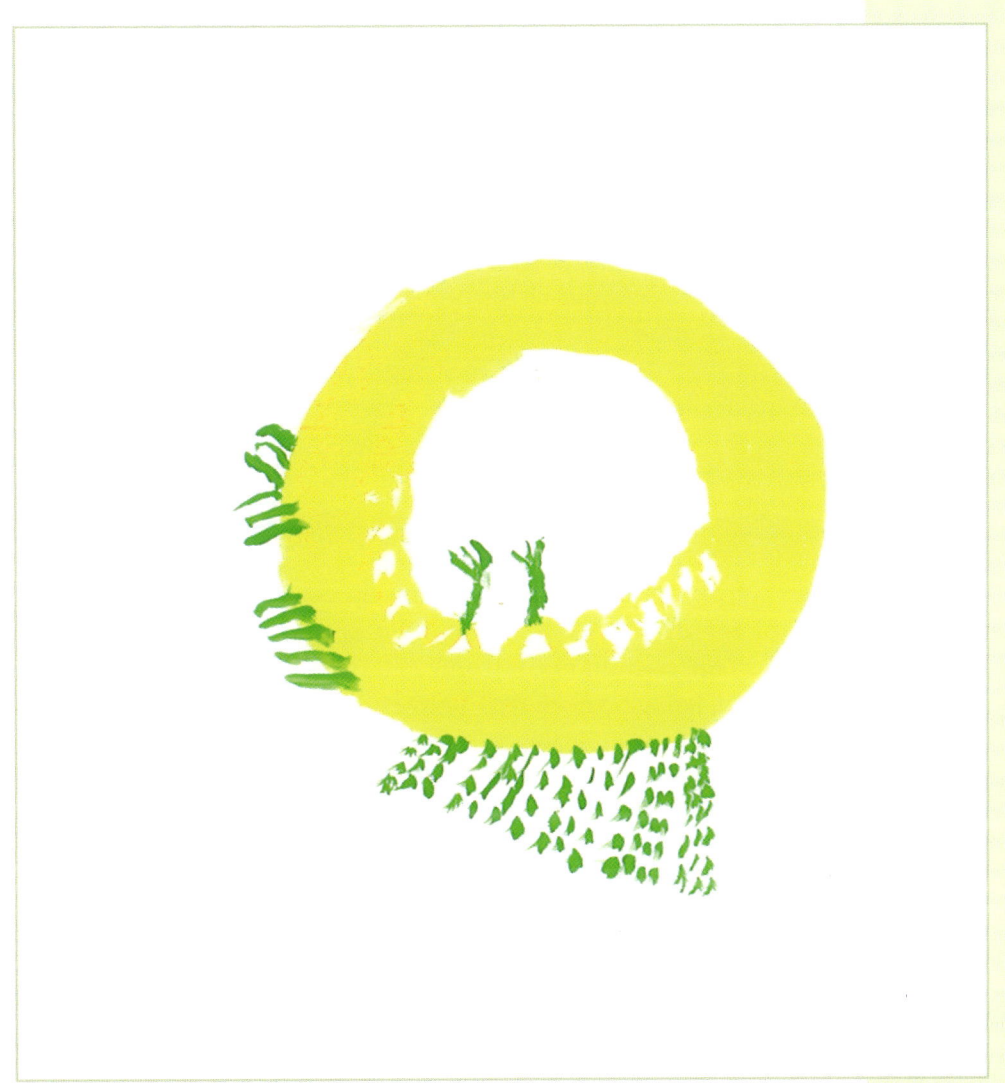

«Da hindurch werde ich gehen. Es werden
Bäume wachsen und Blumen blühen.»

Das Abschiednehmen

Mit der Abschiedsrede einer hochbetagten Frau schließt das Buch. So hielt sie ihre Abschiedsrede:

«Nun musst du mir genau zuhören. Heute bin ich zum letzten Mal bei dir. Weißt du, ich bin nun sehr müde. Ich fliege nun bald in den Himmel. Ja, ja, du hast mich richtig verstanden. Jeden Abend zupft der Tod an meiner Bettdecke. Er will, dass ich mit ihm gehe. Ich sagte lange zu ihm: Jetzt noch nicht, ich bin noch nicht bereit. Lass mir noch ein Weilchen. Aber jetzt will ich mit ihm mitgehen. Nun bin ich bereit. Beinahe hundert Jahre sind ja genug für ein Leben. Du brauchst nicht traurig zu sein. Ich gehe zuerst, du, du bist noch jung, du kommst dann später und wir werden uns wiedersehen. Weißt du, welch Freudenfest wir dann feiern? Wir essen die feinsten Speisen, trinken zusammen Wein, und du erzählst mir alles über die Welt da unten. Hör mal, ich habe noch drei Wünsche an dich. Ich möchte alle meine Bilder zum letzten Mal betrachten, und du erzählst mir die Geschichten dazu. Ich weiß, dass du sie alle in deinem Kopf aufbewahrt hast.

Dann möchte ich so gerne nochmals die wunderschönen Baumbilder von diesem netten Herrn, du weißt, wen ich meine, ansehen. Seine Bilder begleiten mich bis in meine Träume, sie besänftigen und trösten mich jeden Tag. Und trotz seiner wunderbaren Bilder scheint mir dieser Herr sehr traurig zu sein. Ich möchte mich bei ihm für seine Bilder, die ganz tief aus der Seele kommen, bedanken und vielleicht kann ich ihm mit meiner Zuneigung ein wenig Trost spenden. Dann möchte ich allen anderen Gästen, die noch erscheinen werden, sagen, dass ich nun bald in den Himmel gehen werde, und mich bei ihnen für die schöne Zeit bedanken. Wir hatten es bei dir doch immer sehr schön. Und was wir dabei doch zu lachen hatten … Nun, du wirst mir doch diese Wünsche erfüllen? Du wirst mich heute zum letzten Mal sehen, so lange jedenfalls, bis auch du in den

Himmel nachkommen wirst. Weißt du, was ich dir jetzt noch sagen will?»

«Schön war die Zeit. Sie kommt nimmer wieder!
Hast du das gewusst?»

Abschließende Bemerkungen

Im Zeitabschnitt, in dem eine demenzielle Erkrankung noch nicht so weit fortgeschritten ist, dass kein Bezug mehr zum Malen und zum Malmaterial gefunden werden kann, ist Ausdrucksmalen für Menschen, die an Demenz leiden, eine Tätigkeit, in der sie innere Ruhe, Wohlbefinden und Freude erleben können.

Ich bin überzeugt davon, dass Identität nicht alleine das Wissen um eine persönliche Biographie ausmacht; denn fühlen wir uns nicht gerade dann identisch und verwurzelt, wenn wir Zugang, Berührung und Begegnung erfahren? Entwickeln wir nicht erst da Zugang zur persönlichen Würde und Integrität?

Als Maltherapeutin für demenzkranke Menschen verstehe ich Ausdrucksmalen nicht als Therapie, obwohl es klare therapeutische Aspekte aufweist. Vielmehr ist es eine betreuerische Begleitform, vergleichbar mit Aktivierungstherapie, basaler Stimulation und validierender Begleitung, welche die Lebensqualität dieser Menschen erhöhen und kreativ-intuitive Impulse setzen kann. Das Malen ist eine Möglichkeit, durch die sie aus ihrer oft großen seelischen Isolation herausfinden können.

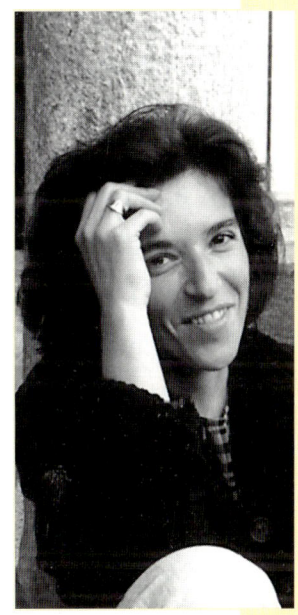

Renate Sulser

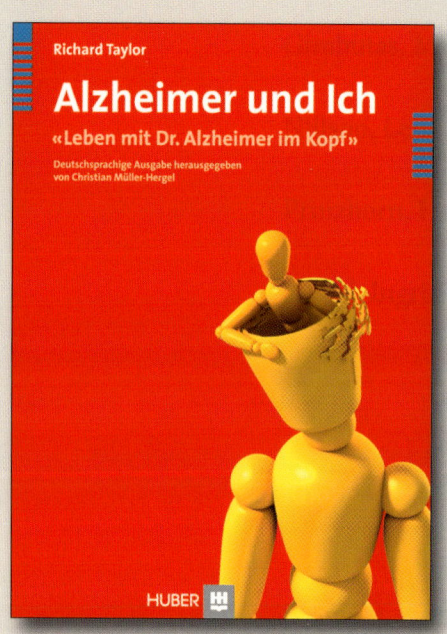

Richard Taylor
Alzheimer und Ich
«Leben mit Dr. Alzheimer im Kopf»

2008. 241 S., Kt € 22.95 / CHF 38.90
ISBN 978-3-456-84643-9

«Die Essays erlauben einen eindrücklichen Blick ins Innere, in das Empfinden eines Demenz-Patienten im Anfangsstadium, der das Geschehen in ihm und um ihn herum reflektieren kann.»

Physioactive

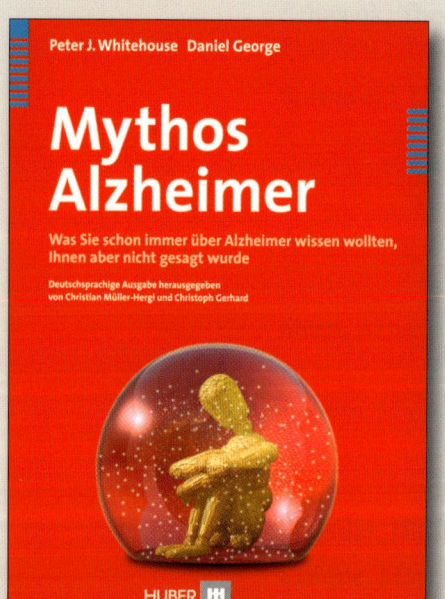

Peter J. Whitehouse / Daniel George
Mythos Alzheimer
Was Sie schon immer über Alzheimer wissen wollten, Ihnen aber nicht gesagt wurde

2009. 344 S., 12 Abb., Kt € 29.95 / CHF 49.90
ISBN 978-3-456-84690-3

Gestützt auf aktuelle Forschungen bietet «Mythos Alzheimer» zahlreiche Informationen und konkrete Hinweise, die wegführen vom stigmatisierenden Effekt der Diagnose «Alzheimer», und zeigt, wie man am besten mit Gedächtnisverlusten umgeht, in Weisheit altert und seine Lebensqualität erhält oder gar verbessert.

Erhältlich im Buchhandel oder über
www.verlag-hanshuber.com

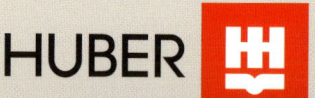

Robert Bosch Stiftung (Hrsg.)
Gemeinsam für ein besseres Leben mit Demenz

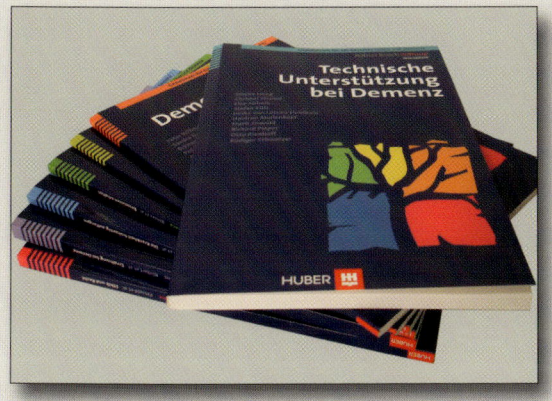

In sieben Arbeitsgruppen haben rund 80 Vertreter aus Politik und Verwaltung gemeinsam mit Wissenschaftlern und Praktikern aus Medizin, Pflege und anderen Disziplinen über die zentralen Probleme des Lebens mit Demenz diskutiert. Die sieben Berichte der Arbeitsgruppen fassen das jeweilige Thema zusammen, greifen gute Ansätze in der Praxis auf und geben Handlungsempfehlungen. Sie richten sich an alle, die beruflich direkt oder indirekt mit der Begleitung von Menschen mit Demenz befasst sind, sowie an interessierte Laien und Entscheidungsträger.

Die sieben Bände:

Rainer Bredenkamp et al.
Die Krankheit frühzeitig auffangen
2007. 104 S., 3 Abb., 5 Tab., Kt € 14.95 / CHF 24.90
ISBN 978-3-456-84399-5

Claus Bölicke et al.
Ressourcen erhalten
2007. 87 S., 3 Abb., 3 Tab., Kt € 14.95 / CHF 24.90
ISBN 978-3-456-84394-0

Burkhard Plemper et al.
Gemeinsam betreuen
2007. 46 S., Kt € 14.95 / CHF 24.90
ISBN 978-3-456-84393-3

Peter Wißmann et al.
Demenzkranken begegnen
2007. 69 S., Kt € 14.95 / CHF 24.90
ISBN 978-3-456-84395-7

Sibylle Heeg et al.
Technische Unterstützung bei Demenz
2007. 125 S., 4 Abb., 12 Tab., Kt € 14.95 / CHF 24.90
ISBN 978-3-456-84396-4

Willi Rückert et al.
Ernährung bei Demenz
2007. 168 S., 1 Tab., Kt € 14.95 / CHF 24.90
ISBN 978-3-456-84397-1

Christian Petzold et al.
Ethik und Recht
2007. 136 S., 1 Abb., 1 Tab., Kt € 14.95 / CHF 24.90
ISBN 978-3-456-84398-8

Erhältlich im Buchhandel oder über
www.verlag-hanshuber.com

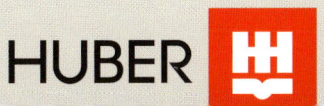